KB095994

알렉산더 테크닉의 원리

알렉산더 테크닉의 원리

제레미 챈스 지음 | 이문영, 김윤 옮김
김경희, 김성은 감수

침묵의 향기

Principles of the Alexander Technique, 2nd edition
by Jeremy Chance

Copyright ⓒ Jeremy Chance, 1998, 2013

This edition published in the UK in 2013 by Jessica Kingsley Publishers,
73 Collier Street, London. NI9BE, UK, www.jkp.com
All rights reserved.

This Korean edition was published by Chimmuk Books in 2020 by arrangement with Jessica Kingsley Publishers through KCC(Korea Copyright Center Inc.), Seoul.

이 책의 한국어판 저작권은 (주)한국저작권센터(KCC)를 통한 저작권자와의 독점 계약으로 '침묵의 향기'에서 출간되었습니다. 저작권법에 의해 한국 내에서 보호를 받는 저작물이므로 무단 전재와 복제를 금합니다.

스승인 마저리 바스토우(1899~1996)와
아버지(1906~1988)께
이 책을 바칩니다.

목차 •

서문

제레미 챈스는 지난 15년간[1] 우수한 국제 정기간행물 〈디렉션(direction)〉을 제작, 편집하여 알렉산더 테크닉 분야에 크게 기여했다.

1984년에는 '호주 알렉산더 테크닉 교사회'의 설립을 주도하고 규약을 제정하여 호주에 알렉산더 테크닉을 알리는 데에도 중요한 기여를 했다.

이 책의 출간으로 알렉산더 테크닉의 전수자이자 사상가로서 제레미의 공헌은 더 커질 것이다.

알렉산더 테크닉을 가르치는 전문가가 지은 이 입문서는 이 테크닉을 교육하는 데 유용한 지식을 담고 있고, 이 테크닉과 밀접

---

1 이 추천사는 1998년에 발행된 초판에 실렸으며, 이번 2판 인쇄에서 내용이 수정되었다. 2001년, 제레미는 학술지 〈디렉션(direction)〉의 편집과 출판을 폴 쿡에게 인계하였다. 더 자세한 내용은 이 책의 뒷부분에 있는 '참고 자료'를 보라.

한 관련이 있는 해부학과 생리학을 알기 쉽게 설명하므로 알렉산더 테크닉 교사들에게 귀중한 교육 지침서가 될 것이다.

알렉산더 테크닉을 잘 모르지만 더 알고 싶어 하는 사람들에게 이 책은 가장 유용한 해설서가 될 것 같다. 알렉산더 테크닉을 간단명료하면서도 포괄적으로 설명한 이 책은 이 테크닉을 배우는 데 필요한 해부학과 생리학의 기초 지식, (교사와 학생 간에 감각 정보와 운동 정보를 독특하게 전달하는) 레슨, 자기 관찰의 중요성뿐만 아니라 알렉산더 테크닉의 여러 교사 계보를 설명한다.

20세기의 몇몇 선도적 사상가와 과학자는 알렉산더 테크닉에 공개적인 찬사를 보냄으로써 이 테크닉이 널리 알려지는 데 기여했다. 알렉산더 테크닉에 칭송을 아끼지 않았던 존 듀이는 20세기 초 미국의 교육과 과학 분야의 중요한 철학자였다. 노벨상을 수상한 생리학자 찰스 셰링턴 경은 1930년대에, 두뇌가 근골격계를 제어하는 원리를 이해하는 데 비전문가인 F. M. 알렉산더가 기여했다는 사실에 큰 감명을 받았다고 말했다. 1970년대에 노벨상을 수상한 동물 행동학자 니코 틴베르헌 역시 노벨상 수상 연설에서 알렉산더가 발견한 것들의 중요성을 역설하며 과학계와 의학계의 이목을 끌었다.

알렉산더 테크닉을 가르치는 전문가가 쓴 이 책은 독특한 방식으로 이 테크닉에 기여할 것이다. '자기 수용 감각(근육 감각)'이라는 여섯 번째 감각을 회복시켜 마음과 몸의 기능을 개선하는 데 도움을 주는 특별한 테크닉을 더 알고 싶어 하는 모든 사람에게 이 책을 추천한다.

데이비드 갈릭 BSc(Med) MBBS PhD

(1993-2002)[2]

2 데이비드 갈릭(David Garlick)은 의과학자로 오랫동안 탁월한 경력을 쌓았으며, 뉴사우스웨일스 대학교에서 스포츠 의학 프로그램 책임자를 마지막으로 퇴직하였다. 갈릭 교수는 알렉산더 테크닉 교사 훈련을 받고 학생들을 가르쳤다.

감사의 말

모린 챈스와 윌리엄 브레너, 로즈메리 챈스, 나의 소중하고 보배로운 선생님 마저리 바스토우, 이 책을 쓰는 데 도움을 준 나의 학생들, 집필 환경을 만들어 준 KAPPA, 이른 아침에 삽화를 그려 준 비키 로빈슨, 그리고 알렉산더에게 감사한다.

《알렉산더 테크닉, 내 몸의 사용법》(F. M. 알렉산더 지음)의 일부 내용을 인용할 수 있도록 허락해 준 빅터 골란츠 출판사에게 감사한다.

2판에 붙이는 저자의 서문

나는 알렉산더가 발견한 것들을 깊이 사랑한다. 스무 살 무렵부터 알렉산더 테크닉은 내 삶이자 일이었고, 내 숨이 멎을 때까지 이를 행하고 가르칠 생각이다.

알렉산더는 1890년대에 호주에서 처음 가르치기 시작했지만, 그의 업적이 현대 사회, 주류 사회에 미친 영향을 가늠하거나 알아보기는 어렵다. 오늘날에는 인류 사회의 교육과 건강을 변혁하고자 했던 알렉산더의 열정적인 비전이 점점 희미해져, 대개는 주변부에서 이 직업의 명목을 유지하는 형편이다. 알렉산더 교사의 수가 뉴욕에서 웨이터로 일하는 배우만큼 많은데도 말이다.

3년의 교사 과정[3]을 이수하고도 많은 사람이 전업 교사가 되지

---

3 최소 3년 이상 교육을 받는다. 더 오래 연습해야만 알렉산더 테크닉을 어떻게 가르치는지 제대로 이해할 수 있다. 우리가 운영하는 일본의 알렉산더 테크닉 학교에서는 최소 4년 이상 공부해야만 자격을 갖춘 교사가 될 수 있다. 교육비는 약 40,000달러로 비싸므로 나 역시 이들이 자립할 수 있도록 노력을 기울이고 있다.

못하는 이유는 학생을 모집하는 일이 쉽지 않기 때문이다. 그래서 '취미'로 가르치는 사람이 있는가 하면, 낮에 생업에 종사하며 알렉산더 테크닉 교사를 '소명'으로 생각하는 사람도 있다. 또 어떤 이들은 일종의 행위예술가처럼 본래 직업에 알렉산더 테크닉을 마음대로 접목하기도 한다. 교사 과정을 이수한 사람 중 극소수만이 전업 교사로 활동하고 있다. 100년이 지난 지금 우리는 이 정도밖에 못 하는 것일까? 이러한 현실이 내겐 매우 실망스럽다.

나는 이 상황에 뭔가 문제가 있다고 생각한다. 만일 알렉산더의 발견이 매우 중요하다면—나는 개인적으로 그의 발견이 인류에게 미치는 잠재적인 영향력 면에서 아인슈타인, 뉴턴의 발견과 어깨를 나란히 한다고 여긴다—, 왜 그의 발견이 여전히 사람들에게 알려지지 않고 있을까? 왜 알렉산더 테크닉은 현재 우리 사회에 넘쳐나는 심신 기법 중에서 인기를 얻지 못했을까? 필라테스, 요가, 침술, 최면…… 이런 기법들의 이름은 대다수 소비자가 들어 보았지만, 알렉산더 테크닉이라는 이름을 들어 본 소비자는 몹시 드물다! 수많은 다른 기법들은 그리도 잘되는데, 올더스 헉슬리가 '서구 세계의 비언어적 인문학의 아버지'라고 칭한 사람이 창시한 기법은 왜 이다지도 잘 알려지지 않은 것일까?

이 물음의 답은 현대 과학 학술지에 그 다루기 힘든 머리를 불쑥 드러내기 시작한 '인간의 의식이란 무엇인가?'라는 21세기 초의 질문에 담겨 있는 것 같다. 오늘날 '인지 과학'이라는 공통분모로 뭉친 과학자들[4]이 인간 의식의 실체에 관해 아직은 답을 찾지 못한 어려운 질문들을 던짐으로써 우리 사회에 만연한 물질주의적 관점에 도전하기 시작했다.

20세기가 물질의 본질을 발견하는 데 집중한 시대였다면, 21세기는 우리 인간 의식의 본질을 발견하는 데 집중하는 시대가 될 것이라고 나는 예견한다. 하지만 이것은 완전히 다른 과학 문제이며, 이 문제를 탐구하려면 완전히 다른 방법론이 필요하다. 현대의 연구와 교육 체계의 밑바탕에 깔려 있는, 지식은 이를 소유한 사람과 별개라는 생각[5]은 머지않아 주류 과학의 도전을 피하지 못할 것이다.

이는 우리의 마음이 불가사의하며 해명되지 않은 방식으로—이를테면, 기도나 명상, 단지 생각만으로도—인체의 건강에 영향을 준다는 새로운 의학 연구 결과에서 시작된다.

1967년, 하버드 의과대학에서는 명상이 행복에 미치는 영향을 알아내는 실험을 했고, 그 이후 우리가 스트레스 상황에서 흔히 보인다는 '싸우거나 도망치는(fight or flight)' 반응의 반대편에 있는

---

4 이런 과학자들로는 신경과학자, 마음에 관한 철학자, 심리학자, 로봇공학자 등이 있다. 이와 관련하여 www.alexanderscience.org에서 더 많은 정보를 확인할 수 있다.

5 알렉산더는 자신의 저서 《인류의 위대한 유산(Man's Supreme Inheritance)》(개인의 의식적이고 건설적인 제어)에서, 실험 주체의 의식을 도외시한 과학 방법론을 비판하며 흥미로운 논의를 펼쳤다. 이렇게 그는 바렐라가 처음 제안한, 실험을 수행하는 사람의 상태가 실험 결과에 상당한 영향을 미친다는 인지 과학자들의 주장을 앞서 다루었다.

'이완 반응' 이론이 발전을 거듭했다. 그 기전은 아직 밝혀지지 않았지만, 특정 과정을 그대로 따라 하면 이완 반응이 매번 되풀이 될 수 있다. 알렉산더 테크닉을 해 본 사람에게는 이 말이 낯설지 않을 것이다!

지금껏 물질세계를 탐구하는 '단단한' 과학에 비해 '무르고, 사소한 문제에 치중한다'고 무시당해 온 과학 연구의 한 분야에 타당성을 부여하기 위해 노력을 쏟고 있는 이 새로운 과학자 집단이 알렉산더의 작업에 관심을 보이고 있다. 젊은 남자 세대 전체를 황폐하게 만들고 진보한 지성적 문명에 대한 환상마저 파괴해 버린 제1차 세계대전으로 인해, 윌리엄 제임스와 존 듀이 같은 서양 사상가들이 주도하여 꽃피우던 진보 사상은 중단되었고, 대신에 행태주의 시대로 접어들었으나 이 방법론은 1950년대 중반에 신뢰를 잃기 시작했다.[6] 흥미롭게도 과학자들이 이러한 질문에 다시 관심을 가지기 시작하면서 알렉산더라는 이름이 오래된 문헌에서 계속 발견되고 있다![7]

과학이 현실을 이해하기 위해 새롭게 진보하려면, 언제나 관찰

---

6 달라이 라마, 허버트 벤슨, 로버트 A. F. 써먼, 하워드 E. 가드너, 다니엘 골먼 등 하버드 마음 과학 심포지엄 참석자들이 지은 책 《마음과학: 동양과 서양의 대화(MindScience: An East-West Dialogue)》(Wisdom 출판사, 1991년 발행) 중에서 하워드 E. 가드너 박사가 쓴 'Cognition: A Western Perspective'를 참조하라.

7 이 아이디어 중 다수는 2004년 옥스퍼드에서 열린 제7회 F. M.알렉산더 테크닉 국제회의에서 레이첼 잔(Rachel Zahn)이 제안한 것이다. 이 내용은 'Francisco Varela and the Gesture of Awareness'에 요약되어 있으며, 이 자료는 http://alexandertechnique.com/ats/zahn.pdf에서 얻을 수 있다.

의 혁신이 필요하다. 즉, 세계를 참신한 시각으로 보게 하여, 과거에 수집은 했지만 딱 들어맞게 이해되지는 않았던 데이터를 완전히 새로운 맥락으로 재해석할 수 있는 새 도구가 필요한 것이다. 때로 이러한 혁신은 망원경 같은 물건일 수도 있고, '지구는 둥글다' 같은 새로운 발상일 수도 있다.

알렉산더 테크닉은 정확히 이러한 종류의 혁신적인 관찰법을 과학자들에게 제공한다. 결국은 몸 전체에 영향을 주는 '머리와 척추의 관계'를 제어해야 한다는 그의 간단한 발견은 너무 간단해서 놀랍다. 이 테크닉은 이전에는 가능하지 않았던 방식으로 데이터를 설명하고 정리할 뿐 아니라, 그동안 알려지지 않았으나 이제는 몸과 마음의 건강 상태를 지속적이고 안정적으로 교정할 수 있는 탁월한 메커니즘을 제공한다.

알렉산더 레슨에서 교사들은 이 간단한 발견을 탐구하는 데 모든 시간을 보낸다. 이 발견이 어떠한 방식으로 신체의 통증과 불편함, 호흡 능력, 운동 능력, 다른 사람과의 관계, 심지어 사고 능력 등에 영향을 미치는지 알기 위해서 말이다. 알렉산더 레슨은 (우리 삶의 모든 측면에 전반적이고 체계적으로 영향을 미치는) 이 효과적인 메커니즘이 인간 의식의 영역 안에서 시작함을 실제적으로 보여 준다. 다시 말해, 우리가 생각하는 방식에서부터 시작한다는 것이다. 생각이나 의식은 물질적인 것일까? 만약 물질이 아니라면 정확히 무엇일까? 분명히 작용하는 이 의식의 메커니즘은 이미 알려진 물질세계와 어떤 관련이 있을까? 인지 과학자들은 이러한 종류의 질문들을 던지기 시작하는 중이다.

이러한 질문들의 저변에는 '당신과 관계없이 존재하는 것은 아무것도 없다'는 새로운 전제가 깔려 있다. 이는 단순하지만, 당신은 분명 그렇게 생각하지 않을 것이다. 내가 그랬듯이 당신도 틀림없이 이미 세뇌되어, 자신이 자각하는 주관적 의식과 별개로 사물이 존재하고 측정될 수 있으며 객관적으로 이해될 수 있다고 믿고 있을 것이다. 사실상 모든 물질주의적 과학과 연구는 이렇듯 현상이 독립적으로 존재한다는 단정을 전제한다.

적어도 하이젠베르크의 '불확정성 원리'가 학계를 강타하기 전까지는 그러했다. 그는 현상을 관찰하는 사람이 그 관찰되는 대상에 영향을 미친다는 파격적인 아이디어를 제시했다. 현상이 독립적으로 존재한다고 단언하는 '객관적인' 과학에 무슨 일이 벌어졌을까? 그날부터 이러한 세계관은 무너지기 시작했고, 새롭게 떠오르는 다른 견해가 서서히 그 자리를 대신하기 시작했다.

이 관점을 계속 탐구하며 발전하고 있는—바렐라(Varella)가 처음 제안한—과학 방법론은 어떤 것을 알아내는 사람과 독립적으로 알려질 수 있는 별개의 '객관적인 앎'이 있다는 견해에 동의하지 않는다. 대신에 이 새로운 방법론은 실험하는 주체와 객관적 결과('단단한 과학'으로 측정될 수 있는)가 상대적으로 관련된다고 본다. 따라서 이 모든 요인을 포함하여 실험 결과를 설명하지 않는 한, 어떠한 실험 과정의 결과도 유효하다고 간주할 수 없다고 여긴다. 생각해 보면 이는 꽤 혁명적인 발상임을 알 수 있다.

그런데 정확히 이러한 일이 알렉산더 레슨에서 벌어진다. 알렉산더 레슨에서는 인간의 의식을 실험하는데, 어떤 '것'들을 하는 인체 신경근육계의 '조정(coordination)'이라는 문제를 다룰 때도 이런 실험이 적용된다. 여기서 '조정'과 '것'이라는 단어는 매우 넓은 의미로, 몸을 A에서 B로 움직이는 방식뿐만 아니라 문제를 해결하는 방식, 다른 사람과 관계하는 방식, 위기에 대처하는 방식, 호흡하는 방식까지 포함한다. 모든 경우에 '어떤 것'이 활동의 조정을 담당한다. 이 '어떤 것'은 개인의 인간 의식이다. 제대로 이해되지 못한 이 인간 의식은 우리가 하는 모든 행위의 핵심에 자리하지만, 지금까지는 기존의 과학 연구의 한계에 갇혀 일시적인 흥미만을 유발했다. 인간의 의식은 현대 과학의 '장어'와 같아서, 어디에나 있지만 우리가 보려고 하면 미끄러지듯 도망친다. 하지만 '이것'이 바로 알렉산더가 연구했던 것이며, 모든 알렉산더 테크닉 레슨의 주제다. 알렉산더 레슨은 이 활동적인 현상을 의식적으로 조절한다면 즉각적이고 놀라운 결과를 낳을 수 있음을 확실히 보여 준다.

알렉산더 레슨을 받을 때 당신은 자기 존재의 본질에 관해 중대하고도 놀라우며 새로운 발견을 할 수 있다. 당신에게 이러한 정보는 구체적이고 효과적이며 신기하고 혁명적일 것이다. 그리고 레슨이 끝난 뒤 친구에게 이 경험을 설명하려 해도 그럴 수가 없을 것이다. 왜냐하면 구체적으로 설명할 수 있는 동작이 없기 때문이다. 당신은 레슨 중에 특별하게 한 것이 없다. 요가나 필라

테스 수업, 헬스장, 또는 어떤 치유 센터에서 한 일을 설명하기는 쉽다. 하지만 알렉산더 수업에서 한 일을 설명하기란 불가능에 가까울 것이다.

"알렉산더 레슨에서 뭘 했어?"
"음. 의자에 앉았어. 그리고 다시 일어섰지. 그리고 다시 앉았어."
"정말?"
"그래, 그런데 정말 대단했어! 많은 걸 배웠어!"
"어, 그래."

과학 연구자들조차 다루기 어렵다는 이유로, 인간의 의식을 어떻게 이해하고 정리할 것인가, 하는 질문을 오랫동안 회피했는데, 주류 사회가 이 주제를 제대로 인식하는 데 어려움을 느낀다는 것이 그리 놀라운 일이겠는가? 과학적 발견은 대개 사용자를 새로운 세계로 이끈다. 따라서 과학이 꾸물거리고 있다면, 알렉산더의 업적이 많은 추종자를 낳지 못한 것은 놀라운 일이 아니다.

그러니 너무 오래 기다리지 말고, 내가 21세기의 '차세대 히트 상품'이 되리라 예견하는 것을 시도해 보자.

2012년 도쿄에서

알렉산더 테크닉의 원리

1
머리말

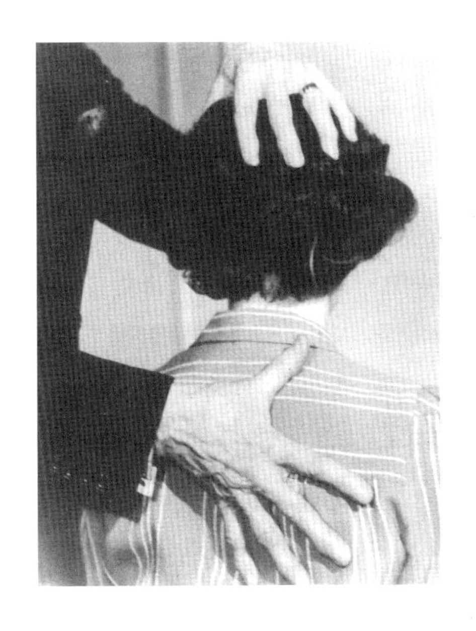

우리의 자세는 건강에 오랫동안 중대한 영향을 미친다. 그런데도 우리는 자신이 몸을 어떻게 사용하는지를 놀라우리만큼 거의 모른다. 지금 이 책을 읽는 당신은 자신이 어떻게 앉거나 서 있는지 얼마나 아는가? 그런 움직임이 어떻게 일어나는지 아는가?

가끔 아픔과 통증을 느끼는가? 당신은 아마 '좋은' 자세와 '나쁜' 자세에 관해 조금은 들어서 알겠지만, 그리 깊게 알지는 못할 것이다. 일시적으로 효과가 있는 운동이나 스트레칭 방법도 아마 알고 있겠지만, 그런 방법은 계속 반복해야만 할 것이다. 완전히 낫고 싶은가?

알렉산더 테크닉은 몸을 비효율적으로 사용해서 생긴 통증을 영구적이고 지속적으로 해결할 수 있는 방법이다. 이를 더 자세히 알고 싶다면, 책을 제대로 고른 것이다. 이 책을 계속 읽으면 당신의 삶이 완전히 바뀔 수도 있다.

통증이 심할 때 우리는 대개 다른 사람에게 도움을 구한다. 왜일까? 대다수 우리는 자세로 인해 생긴 통증을 현명하게 다루는 법을 모르기 때문이다. 그래서 뼈 교정사나 마사지사, 침술사, 지압사와 같은 전문가를 찾아간다. 하지만 대개는 재발해서 또다시 찾게 된다.

또는, 헬스장을 다니거나 규칙적으로 운동하는 사람이라면 그 때문에 자신이 건강하며 몸이 탄탄하다고 느낄 수 있다. 하지만 바빠지거나 나이가 들어서 운동을 그만두면 어떻게 될까? 운동을 안 해도 건강함을 유지할 수 있을까?

알렉산더 테크닉은 진정으로 효과를 볼 수 있는 몸 사용법을 가르친다. 뿐만 아니라 지성을 이용해 움직임을 이해하고 즐거움을 느낄 수 있는, 세상 어디에도 없는 방법이기도 하다.

만약 당신이 알렉산더 테크닉 레슨을 알아보기로 결정했다면, 마음을 놓아도 된다. 뛰어난 사람들도 이 길을 걸었기 때문이다. 지난 한 세기 동안 선도적 사상가들과 유명인 중 일부가 알렉산더의 원리를 배웠다. 조지 버나드 쇼를 시작으로 철학자 존 듀이, 작가 올더스 헉슬리도 있다. 이들의 이름을 들어 본 적이 있는가? 스팅이나 폴 매카트니는 어떤가? 이들 모두 알렉산더가 발견한 원리를 공부해서 효과를 보았다. 영화 〈슈퍼맨〉으로 유명한 배우 크리스토퍼 리브도 마찬가지다. 그는 알렉산더 테크닉을 이용해 초조하고 불안해하는 클라크 켄트에서 당당한 근육질의 슈퍼맨으로 변신했다. 이는 사람들을 슈퍼맨이나 슈퍼우먼으로 변신시키는 알렉산더 테크닉의 멋진 은유가 아니겠는가!

농담은 그만두고, 알렉산더의 발견은 평생 움직임을 잘 관리하는 방법을 가르쳐 주는데, 이 방법은 교육일 뿐 치료법이 아니다. 이 발견은 스스로 자신의 몸과 마음을 편안하게 하고, 무언가를 효율적으로 잘하는 법을 알려 주며, 여러 분야의 사람들에게 다양한 이로움을 주는 기법인데, 만약 100년이 넘는 세월 동안 수많은 사람이 이러한 변화를 기록하지 않았다면 이런 이로움이 실제로 가능하다는 사실을 믿기 힘들 것이다.

너무 좋은 효과들이라서 사실 같지 않은가? 그렇다면 노벨 의학상 수상자의 말은 어떤가? 그의 말은 믿겠는가?

> "알렉산더와 그의 제자들이 주장하는 기막히게 좋아 보이는 효과들을 우리는 자신의 직접 경험으로 이미 확인할 수 있다. 다시 말해, 인체 근육계를 다르게 기능하도록 가르쳐서 많은 종류의 수행력 부진뿐 아니라 정신적, 육체적 질병까지—때로

는 놀라울 정도로—완화할 수 있다는 주장을 말이다. 또한 우리는 고혈압, 호흡, 깊은 수면, 전반적인 쾌활함과 주의력, 스트레스 회복력 같은 다양한 것이, 그리고 악기 연주처럼 정교한 기술이 현저히 개선되는 결과를 점점 더 놀라워하면서 이미 목격하고 있다." (틴베르헌 1973)[8]

아마 당신은 지금 이렇게 묻고 있을 것이다. 이게 도대체 무슨 말이지? 이 질문에 대한 대답은 매우 단순하며 충격적이다. "우리는 타고난 신체 조정 방식을 왜곡하며, 그 때문에 결국 자신에게 해를 끼친다."

다음은 타고난 신체 조정 방식이다.

1. 머리의 움직임이 척추의 움직임을 좌우한다.
2. 척추의 움직임은 다시 팔과 다리의 움직임을 좌우한다.

하지만,

3. 우리는 타고난 신체 조정 방식을 왜곡하여 자신이 만든 잘못된 방식을 사용함으로써 건강에 해로운 결과를 낳는다. 그러는 이유는 우리가 사용하는 잘못된 방식이 옳게 느껴

8 N. 틴베르헌(Tinbergen) 교수(1907-1988); 1973년 노벨 의학상 수상 연설에서.

지기 때문이다.

4. 자신의 왜곡된 신체 조정 방식을 계속 사용하다 보면 놀라울 만큼 많은 육체적, 정신적 문제가 생긴다.

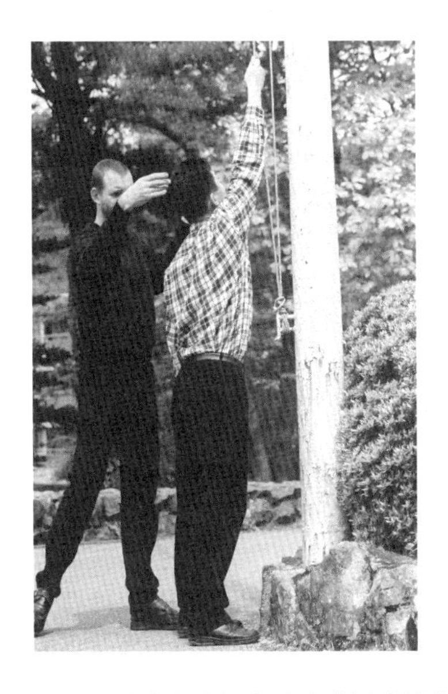

"알렉산더 레슨에서는 일상적인 일을 할 때 자신을 '사용'하는 방법, 즉 몸의 움직임을 조정하는 방법을 배운다." 아키히로 타다의 사진.

이것이 기본적인 이야기다. 우리는 타고난 신체 조정 방식으로 돌아가야 한다. 하지만 어떻게 돌아갈 수 있을까? 알렉산더는 말한다.

"우리가 누구에게 이렇게 저렇게 하라고 말할 수 없는 이유는 그가 직접 감각을 느끼도록 해야 하기 때문이다."

경고

이 책을 읽는 것만으로는 당신의 움직이는 방식이 변화하기 어렵다. 이 책은 당신이 생각해 보고 문제를 알아차리도록 도움을 줄 것이다. 그뿐만 아니라 문제의 본질을 더 깊이 통찰하고 이로움을 얻을 수 있는 실질적인 기법들을 알려 줄 것이다. 하지만 우리가 신체의 조정 방식을 바꾸어 다시 신뢰할 수 있게 회복시키고 싶다고 해도, 근본적인 문제점은 자신이 타고난 신체 조정 방식을 왜곡하고 있다는 사실을 모른다는 것이다. 사실, 우리는 이미 타고난 신체 조정 방식을 알고 있으므로 배울 필요가 없다. 이 앎은 이미 우리 안에 갖추어져 있지만, 자신의 거짓말을 믿는 정치인들처럼 우리는 '자세'에 관한 수많은 거짓된 믿음과 인식에 속고 있다.

우리는 인체 사용에 관한 거짓말을 진실이라고 믿으며 살고 있다. 몸의 문제는 마음에서 비롯한다. 일어나는 일을 좌우하는 것은 '우리의 몸'이 아니라 우리의 생각인 것이다. 죽은 사람이 허리에 통증을 느낀다는 말을 들어 보았는가? 마음이 있어야만 통증도 느낀다. 마음이 없으면 아무 일도 일어나지 않는다.

우리는 몸과 생각을 분리하는 데에 너무나 익숙하여 자신의 몸에 대해 거짓말을 한다. 예를 들어 "난 허리가 안 좋아."라고 말하지만, 내가 아니라면 누가 그 허리를 안 좋게 만들겠는가? 진실은 "내가 내 허리를 안 좋게 만들고 있어."이다. 하지만 우리가 몸의 문제를 이렇게 이야기하는 경우는 드물다. 자신의 몸에 어떤 문제가 생기면 우리는 그 문제의 원인이라고 여겨지는 바깥의 모든 대상(허리, 일, 스트레스, 파트너)의 탓으로 돌릴 뿐, 잠시 멈춘 뒤 '자신이 이미 하고 있는' 어떤 행동이 그 원인일 가능성이 크다는 점은 고려해 보지 않는다. 그렇다면 그 원인을 어떻게 알아낼 수 있을까?

이 질문에 현대 사회는 이렇게 답한다. "더 노력해서, 더 열심히 해서 몸의 문제를 개선하라." 이는 분명히 잘못된 처방이다. 더 노력하기만 해서는 자신에 대해 어떤 것도 알아낼 수 없다. 이미 일어나는 일 위에 뭔가를 더 쌓는다면 더 혼란스러워질 뿐이다. 그러니 그러는 대신에, 형사들이 사건의 비밀을 풀어 가듯이, '우리가 이미 생각하고 움직이는 방식' 가운데 어떤 것이 허리 통증이나 일반적인 불편함을 일으키는지 알아내는 여행을 떠나야 한다. 그 원인을 찾으면, 이런 습관이 더 큰 해를 끼치기 전에 그만두기만 하면 된다. 무언가를 더할 것이 아니라 그만두면 되는 것이다.

우리는 흔히 '신체'의 문제를 해결하고자 알렉산더 테크닉을 시작하지만, '어떻게 움직일지에 대한 생각'이 문제의 핵심임을 곧 알게 된다. 알렉산더의 발견은 몸과 신체의 통증만을 다루는 것이 아니고 마음과 정신적 고통만을 다루는 것도 아니며, 그 중간지대에 위치한다. 알렉산더 테크닉은 이 두 가지가 서로 어떻게 의존하는지, 지성과 추론이 신체의 조정 방식에 어떻게 적용될 수 있는지를 탐구한다. 알렉산더 테크닉 레슨은, 지성을 활용하여, 자연이 의도한 방식대로 몸을 조정하는 놀라운 감각을 다시 경험하게 한다.

사실 우리는 어렸을 때 이미 타고난 신체 조정 방식을 경험했지만, 그 경험을 잊고 말았다. 그러면 우리는 타고난 신체 조정 방식을 어떻게 다시 경험할 수 있을까?

우리는 알렉산더 교사의 터치(touch)를 통해 이를 다시 경험한다. 알렉산더 교사는 타인의 몸을 독특한 방식으로 터치하는 방법을 배운다. 이 방법을 3년 이상 훈련받은 교사들은 당신이 움직임의 감각을 다시 경험하도록 터치를 활용해 돕는데, 그 감각은 기적처럼 느껴질 것이다. 왜냐하면 자연은 기적과 같기 때문이다. 책의 뒷부분에서 이 내용을 더 자세히 설명할 것이다. 알렉산더 레슨의 마법은 단지 '무엇을 배우는가'가 아니라 '무엇을 느끼는가'에서 온다. 몸의 위치와 자세, 상태 등을 아는 '자기 수용 감각'의 경험과 지적 이해가 함께하는 것보다 더 확실하고 빠른 배움은 없다.

알렉산더 테크닉은 논리적인 동시에 경험적이다. 이것은 감각을 통한 경험이며, 감각 그 자체다! 당신은 레슨을 마치고 나오면서 새로운 사람이 된 듯한 느낌을 받을 수 있다. 발걸음이 더 가볍고, 머리의 움직임이 어느 때보다 자유롭게 느껴진다. 마치 고양이처럼 유연하다고 느껴진다. 그리고 알렉산더 교사가 독특하고 특별한 방식으로 손을 이용해서 한 모든 행동은 당신이 애초부터 자신의 것이었던 타고난 조정 방식을 회복하는 법을 가르쳐 준다. 아마 이런 경험이 당신에게는 난생처음일 것이다. 지난 30년 동안, 내가 가르치면서 도운 수많은 사람이 깜짝 놀라는 표정을 지었으니 말이다.

알렉산더 테크닉을 더 알고 싶은가? 그렇다면 계속 읽으면서, 자신이 누구이고 어떤 능력을 가졌는지 발견하는 여행을 즐겨 보라. 이 여행은 알렉산더의 놀라운 모험과 발견이 시작되는 2세기 전에서 출발하는 것이 가장 좋을 것이다.

2
알렉산더 이야기

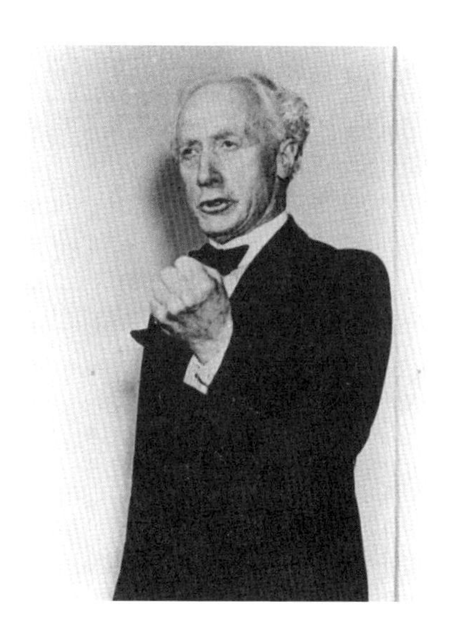

"…… 나의 경험은 언젠가 탐험가들을 아직 '발견되지 않은' 나라로 안내하는 표지판이 될 수 있으며, 인내하면서 주의 깊게 관찰하는 개척자에게 많은 결실을 맺는 연구의 기회를 무한히 줄 것이다."

_F. M. 알렉산더

이 모든 것은 친한 동료 배우들이 알렉산더에게 무심코 건넨 말에서 시작되었다. 그들은 알렉산더가 공연 중에 숨을 빨아들이는 소리를 낸다고 얘기해 주었다. 알렉산더는 몹시 당황했다. 다소 과시하기를 좋아했던 그는 빅토리아 시대의 '낭송 배우'들에게 흔했던 이 귀에 거슬리는 습관이 자신에게 없음을 자랑스럽게 여겼기 때문이다.

하지만 증상은 더 악화하고 있었다. 그는 인기리에 공연 중인 셰익스피어 연극에서 공기를 빨아들이는 소리를 냈을 뿐 아니라, 때로는 목소리가 전혀 나오지 않았다. 낙심한 그는 무슨 수를 써서라도 해결법을 찾으려 했다. 그가 만약 1800년대의 호주가 아닌 영국에 있었다면 당시 런던의 유명한 스피치(speech) 코치였던 포가티(Fogarty)를 찾아갔을 테고, 오늘날 알렉산더 테크닉은 없었을지도 모른다. 우리에게는 다행스럽게도 알렉산더는 되는대로 굴러가는 신흥국 호주에 있었고, 이 나라에서는 자신의 문제를 스스로 알아서 해결해야 했다.

당시 식민 통치하에 있던 호주는 투지 넘치는 개척 정신으로 가득했으며, 이 정신은 독립을 향한 바람을 불러일으키고 있었다. 이러한 시대에는 전통을 버리고 혁신적인 아이디어를 만들어 내는 일이 가능했으며, 세계적으로 존경받는 스타 배우가 되기로 마음먹은 알렉산더 역시 그러했다. 10세 때 스코틀랜드 사람 로버트 로버트슨(1854~1888)의 소개로 셰익스피어의 소네트(소곡)와 연극을 처음으로 접한 그는 이후 셰익스피어에 열정적으로 빠져들었다. 1869년에 외진 마을 윈야드(Wynyard)에서 태어난 알렉산더는 젊은 시절 고향 마을 등대에서 바다를 바라보면서, 그에게

'미친 프레드'라는 별명을 안겨 준 이 촌 동네를 어떻게 하면 벗어날 수 있을까 생각하곤 했다. '오, 불의 뮤즈여, 가장 높은 상상의 천국으로 올라가리……'

알렉산더는 고향인 태즈매이니아 섬의 주석 광산에서 일했고, 16세부터 3년 동안 사무직으로 일하며 모은 돈으로 국제적인 해안 도시 멜버른으로 떠날 수 있었으며, 몇 달 안에 배우로 일하게 된다. 열정이 넘치던 그는 극단을 만들어 운영하기 시작했고, 잡다한 일을 하며 비올라를 배우고 연기도 했다. 인기를 얻기 시작할 무렵 그는 자신이 연기 중에 숨을 가쁘게 쉰다는 걸 알게 되었다. 그리고 얼마 가지 않아 목까지 쉬어 버렸다.

밝은 장래와 원대한 포부에도 불구하고, 꽃을 피우던 알렉산더의 배우 생활은 고치기 힘든 성대 문제로 짧게 끝나 버렸을까? 이 이야기는 그의 유명한 저서인 《알렉산더 테크닉, 내 몸의 사용법》의 '테크닉의 진화'라는 장에 나온다. 일생의 위기를 만난 그는 이렇게 말한다.

> "특히 매력적이고 중요한 일을 제의받았을 때 그 걱정은 최고조에 달했고, 제안을 수락하기가 두려웠다."

그는 배우 생활을 유지할 수 있기를 바라며 의사의 조언에 따라 연기했다.

“며칠이 지나자 의사의 예견이 들어맞을 거라는 확신이 들었다. 목소리 사용을 최소한으로 줄이니 쉰 목소리가 점점 사라졌던 것이다. 공연하는 날 밤에는 쉰 목소리가 거의 없어진 상태였다. 그러나 낭송을 시작해 절반 정도 진행되었을 무렵, 목소리는 다시 최악의 상태가 되었고, 낭송이 끝날 때쯤에는 목이 너무 쉬어 말하기조차 힘들었다.”

번뜩이는 천재성

그때 알렉산더를 언젠가 20세기 위대한 사상가의 반열에 오르게 할 통찰이 왔다. 그런데 이 통찰은 너무 단순하고 충격적이었다. 뉴튼이 “왜 사과가 땅으로 떨어질까?”라고 질문한 것처럼, 알렉산더도 자신의 딜레마를 고민하며 “왜 말을 하지 않으면 목이 낫는 걸까?”라고 물었다.

(그가 의사에게 물었다.)

“이렇게 악화한 원인은 어젯밤 제가 목을 사용한 방식 때문이라고 보는 게 타당하지 않을까요?”

하지만 어땠을까? 의사는 원인을 알지 못했고, 그렇다는 것을 솔직히 인정했다. 그리고 알렉산더의 의견이 타당한 이론이라고 동의했다. 알렉산더는 곧바로 이 이론을 실험해 보기 위해 거울 앞에서 말할 때의 행동과 낭송할 때의 행동을 비교해 보았다(7장의 소제목 "'뒤와 아래로' 탐구하기"의 글을 보라).

"평소 말할 때 보이지 않던 세 가지 특징이 눈에 띄었다. 낭송을 시작하자마자 머리가 뒤로 당겨지고, 후두가 눌리며, 입으로 숨을 거칠게 빨아들이는 소리를 내는 모습이 보였다."

희망과 용기를 불어넣는 발견이었다. 만약 그가 낭송 중에 이런 현상을 알아차리고 멈추었다면, 목소리가 더 나아지지 않았을까? 그 뒤 그는 어떤 딜레마에 부닥쳤는데, 이는 꼬리를 물고 이어지던 곤혹스러운 딜레마 중 첫 번째였다. 이 딜레마들을 해결하기 위한 그의 연구는 장장 10년 동안 계속되었으며, 그는 자주 거울을 앞에 놓고 몇 시간 동안 실험해 보며 관찰하곤 했다.

간단한 실험

알렉산더가 처음에 마주했던 어려움을 이해하려면 다음 동작에 도전해 봐야 한다. 즉, 목을 긴장시키거나 머리를 뒤로 당기지 않고 의자에서 일어나 보는 것이다. 의식적으로 머리를 앞쪽으로 당긴다면 성공할 수도 있겠지만, 당신은 여전히 목에 힘을 주고 있을 테니 정말 성공한 것은 아니다.

여기서 핵심은 새로운 행동을 하지 않는 것이다. 다시 말해, 당신이 지금 하는 행동, 즉 목을 긴장시키고 머리를 살짝 뒤로 당기는 움직임을 단순히 그만두는 것이다. 직접 하면서 자신을 관찰해 보라. 이 실험을 정직하게 해 보면, 알렉산더가 발견했던 것—즉, 그렇게 할 수 없음—을 알게 될 것이다. 알렉산더의 경우, 그는 아무리 궁리해 보고 아무리 애써 노력해 봐도, 목을 긴장시키고 머리를 뒤로 당기는 움직임을 멈출 수 없음을 알게 되었다. 그렇다면 어떻게 해야 할까?

우리는 여러 면에서 이런 종류의 어려움을 겪었다. 다이어트를 하거나, 금주를 하거나, 초콜릿을 그만 먹으려 하지만, 좋은 의도에도 불구하고 알렉산더처럼 우리는 여전히 해야 한다고 믿는 것

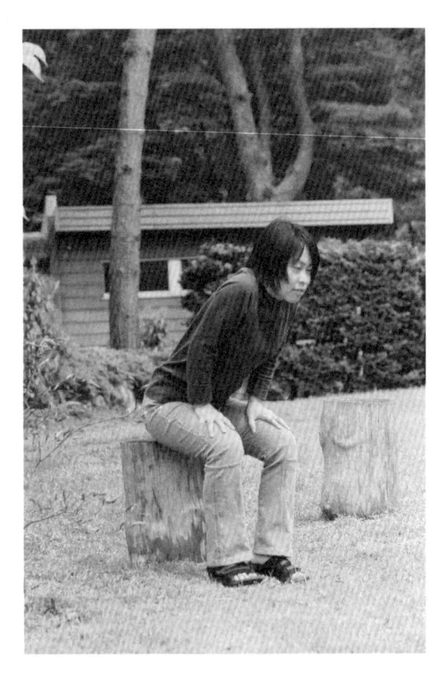

앉을 때마다 우리는 거의 항상 목을 긴장시키고 머리를 뒤로 당긴다.
이를 멈출 수 있는지 한번 해 보라. 아키히로 타다의 사진.

과 반대되는 행동을 계속한다. 알렉산더는 사도 바울의 말을 즐겨 인용했다. "나는 내가 하고 싶은 선(善)은 행하지 않고, 하고 싶지 않은 악(惡)을 행합니다."(로마서 7:19) 이는 역사만큼이나 오래된 딜레마이며, 알렉산더의 발견이 그의 첫 실험으로부터 한 세기가 지나고 그가 사망한 지 60년도 더 지난 오늘날까지 주목받는 이유를 넌지시 알려 준다.

실험 방법

알렉산더는 '관찰하고 궁금해하기' 수업을 이끄는 과학자이자, 언제나 학생들에게 '이론을 먼저 세운 뒤 실천하지 말고, 실천해 본 뒤 이론을 세우는' 방식으로 생각을 체계화하라고 요구하는 경험적 사상가였다. 사소해 보일 수도 있겠지만 이 방식은 알렉산더의 접근법에서 가장 중요한 부분이다. 그는 자신을 관찰함으로써 배우고, 자신이 본 것에 관해 생각한 뒤 타당한 설명을 찾아냄으로써 배웠다.

그래서 그는 거울에 비친 자신의 행동을 관찰하며 세 가지 경향을 알아냈다. 그는 이런 행동들이 그의 목을 악화시키는 원인일 수 있다고 생각했다. 그래서 이 정보들을 이용해 목을 뒤로 당기는 걸 멈추어 보려 했지만, 성공하지 못했다. 그렇다면 이제 그가 뭘 할 수 있을까? 그는 정답에 가까워지기는커녕 오히려 더 멀어져 버렸다! 그가 어떻게 했을까? 그는 그저 계속 관찰하고 궁금해했다. 앞으로 맞닥뜨리게 될 수많은 문제 중 이 첫 번째 문제에 부닥쳤을 때, 그는 항상 이렇게 했다.

"인내하는 것 말고는 달리 도리가 없어서, 나는 그때까지 하던 방식대로 몇 달 동안 참을성 있게 실험을 계속했다. 다양한 실험을 시도하며 성공과 실패를 반복했지만 큰 깨우침을 얻지는 못했다."

자, 우리가 다이어트를 하고 술을 끊고 초콜릿을 그만 먹기가 어려운 이유는 뭘까? 그것은 문제의 전부가 아니라 한쪽 면에 불과하기 때문이다. (그런데 우리가 가장 분명히 볼 수 있는 것은 바로 그 면이다). 아마도 우리의 행동을 일으키는 더 깊은 원인, 즉 우리가 손쉬운 방식으로 개선하려고 시도하지만 미처 파악하지 못하는 원인은 우리가 모르는 채로 숨겨져 있을 것이다. 우리는 외로워서 혹은 위안 삼아 과식할 수 있으며, 긴장감 때문에 혹은 다른 사람들과 편히 어울리기 위해 흡연을 할 수도 있다. 또는 오래전에 우리의 삶에서 사라진 사랑하는 어른들과 함께했던 행복한 어린 시절의 느낌을 되살리기 위해 초콜릿을 먹기도 한다.

탐구의 확장

알렉산더의 경우도 다르지 않았다. 그는 자신의 머리와 목이 뒤로 당겨지자 온몸이 무너지고 어깨가 좁아질 뿐만 아니라, 그가 연기할 때 하는 모든 몸짓, 표현, 동작까지도 머리를 뒤와 아래로 당기는 단순한 움직임과 밀접한 관련이 있음을 보았다.

> "거울에 비친 모습을 관찰해 보니, 내가 서서 낭송할 때 머리와 목, 후두, 성대와 호흡기를 잘못된 방식으로 사용하고 있었고, 동시에 다른 부위들(팔, 다리, 몸짓)도 마찬가지로 잘못 사용하여, 유기적인 몸 전체가 지나치게 긴장되는 것이 보였다."

희망적인 발견이었다. 그는 실제로는 몸의 모든 부분이 하나의 전체로서 유기적으로 조화롭게 움직이며 동작을 만들어 내는데, 자신이 그중 아주 작은 일부만 바꾸려 노력해 왔다는 것을 알게 되었다.

당연히 머리를 뒤로 당기는 걸 멈추려는 노력은 성공할 가망이 없었다. 머리를 뒤로 당기는 걸 멈추려 하면 실제로는 몸통이 짧아지는 움직임이 되는데, 이 움직임이 머리를 아래로 당기기 때문이다. 그는 머리의 움직임을 바꾸는 동시에 몸통의 움직임도 바꿔야 했지만, 그러려면 몸통을 어떻게 움직여야 하는 것일까? 게다가, 팔과 다리는 어떻게 움직여야 하고, 그가 느끼는 전반적인 긴장은 어떻게 줄여야 하는 것일까?

이를 생각하면 알렉산더가 이러한 질문의 답을 알아내기 위해 그토록 긴 세월을 보낸 이유가 분명해진다. 그는 단순히 머리를 뒤로 당기지 않아야 하는 문제에서도 미로에 빠져 헤매고 있었으니 말이다.

"어디서부터 시작해야 하지? 숨을 빨아들이기 때문에 머리가 뒤로 당겨지고 후두가 눌리는 걸까? 아니면, 머리를 뒤로 당기기 때문에 후두가 눌리고 숨을 빨아들이는 걸까? 그도 아니면, 후두가 눌리기 때문에 숨을 빨아들이고 머리가 뒤로 당겨지는 걸까?"

이렇듯 오랜 기간 탐구하는 가운데 알렉산더는 유명한 '알렉산더 디렉션(direction)'을 고안해 냈는데, 여기에 대해서는 3장과 7장에서 더 깊이 분석할 것이다.

패러다임의 전환

그런데 알렉산더의 머릿속에서는 더 깊은 움직임이 진행되고 있었다. 당시에 주류를 이루고 있던 과학적, 철학적 관점과는 완전히 상반되는 혁명적인 관점을 갖기 시작한 것이다. 그는 연구를 시작할 무렵에는 이렇게 생각했다.

"대다수 사람처럼 나도 '몸'과 '마음'을 한 유기체의 따로 분리된 부분으로 여겼고, 그래서 인간의 질병, 장애, 결함은 '정신적인' 또는 '육체적인' 것으로 분류될 수 있고, 각각 '정신적인' 또는 '육체적인' 방식으로 해결될 수 있다고 믿었다."

하지만 실험을 하면서 그는 머리, 몸통, 팔, 다리의 복잡하고 연결된 움직임을, 자신이 시도한 방식과는 달리, 따로 떼어서 다룰 수는 없다는 점을 알아냈다. 그는 말을 하려는 자극을 주자마자 여기에 반응하여 이 모든 부분이 곧바로 움직인다는 것을 깨달았다. 그가 그동안 생각해 왔던 것과는 달리, '고쳐야' 할 하나의 '부분' 따위는 없었다. 그러니 그의 연구가 아무 성과도 거두지 못한 것은 당연한 일이었다.

사실 우리는 여전히 그런 식으로 생각한다. 우리는 "내 허리가 아파." 혹은 "내 목이 뻣뻣해."라고 말한다. 하지만 알렉산더는 이런 생각이 몸의 실제 기능과는 상관이 없기 때문에 착각이라는 것을 깨달았다. "내가 아픈 허리야."가 더 진실한 말일 것이다. 그것이 그 상황의 진실이기 때문이다. '나'와 따로 분리되어 있는 아픈 '허리'는 없다.

알렉산더는 자신의 발성 기관을 나머지 신체 부위와 따로 분리되어 있는 것처럼 여기면서 고치려 해 왔음을, 자신을 바꾸지 않고도 이 기관을 바꿀 수 있다고 생각해 왔음을 깨달았다. 잘 살펴보면, 그것은 당연히 터무니없는 생각이다. 당신의 발성 기관이 당신이 아닌 때가 있는가? 알렉산더에게 발성 문제가 따로 있는 것이 아니라, 그 자신이 바로 발성 문제였다! 그리고 이는 그가 다른 것을 하기 전에 먼저 자신이 하는 반응 전체를 바꿔야 한다는 의미였다.

그는 이때를 '결정적 순간'이라고 이름 붙였고, 그의 연구는 이제 완전히 다른 성격을 띠게 되었다. 그의 사고에 패러다임의 전

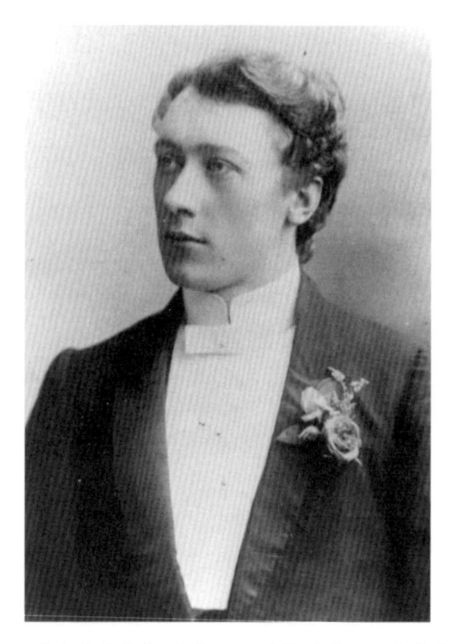

1894년의 알렉산더. 이때 그는 이미 당시로는 혁명적인
아이디어를 생각해 내고 있었다.

환이 일어났는데, 이는 현상들이 분명하게 나뉘어 있고 하나씩 따로따로 다룰 수 있다고 설명하는 데카르트의 이원론으로부터, 새롭게 떠오르는 현대의 관점으로 이동한 것이었다. 이 관점의 전형을 보여 주는 아인슈타인의 상대성 이론은 시간과 물질을 포함한 모든 것이 끊임없고 변화하는 관계를 이루며, 다른 것들과 독립적으로 존재하는 것은 아무것도 없고, 한 부분의 변화는 다른 부분의 변화를 일으킨다고 말한다. 알렉산더는 특유의 색다르고 어려운 방식으로 이 관점을 표현했다.

"반드시 기억해야 할 점은, 어떠한 활동에서든 특정한 부위를 사용하는 일은 인체의 다른 부위를 사용하는 일과 밀접하게 연관되며, 여러 부위를 연거푸 함께 사용함으로써 가해진 영향은 그 부위들을 사용하는 방식에 따라 계속 변화한다는 것이다."

모빌(움직이는 조각이나 공예품)의 한 부분을 흔들면 모빌 전체가 움직이므로, 한 부분만 떼어서 생각할 수가 없다. 현대의 치료사들은 이와 같은 관점으로 가족을 본다. 어떤 아이가 못되게 굴면 치료사들은 가족의 전체 환경을 살펴본다. 아이의 행동은 가족 안에서 진행 중인 다른 문제를 반영하는 것일까? 몸에 대한 알렉산더의 결론도 같다. 말하자면, 무릎의 문제는 무릎만의 문제라고 말할 수 없으며, 무릎의 문제를 이해하려면 머리와 목의 관계까지 포함하여 전체 맥락을 고려해야만 한다. 하지만 1890년대 당시에는 알렉산더의 이런 생각이 혁명이나 다름없었다. 그는 시대를 한참 앞서간 인물이었다.

막다른 골목

이제 알렉산더는 자신의 몸을 조절하는 방법을 알아내서 목소리 손상을 부분적으로 치료할 수 있었다. 자신의 발견을 충분히 실행하는 데는 실패했지만, 증상이 얼마간 줄었다는 점은 주목할 가치가 있다. 증상 완화는 그가 옳은 방향으로 가고 있다는 증거였다. 그는 무엇이 증상을 완화하고 악화하는지 알아내면서 실험을 진행했다. 그는 이렇게 악화하는 행동을 제거해 가는 방법을 통해 무엇을 해야 하는지 서서히 이해하게 되었다. 이때 알렉산더 테크닉의 중요한 건강 원리 중 하나가 그 모습을 분명히 드러낸다. 즉, 사용이 기능에 영향을 미친다.

이제 알렉산더는 몇 년간 실험을 해 왔고, 목 쉼 현상이 완전히 낫지는 않았지만, 몸 상태는 다시 자신감 있게 연기를 할 수 있을 만큼 나아졌다. 보통 사람이라면 이 지점에서 연구를 멈추고 배우 활동을 이어 갔을 것이다. 하지만 알렉산더는 그러지 않았다. 그는 완전히 새로운 이 사고방식에 강한 흥미를 느꼈다.

> "이제까지 발견한 사실로 미루어, 완전히 새로운 탐구의 세계가 열릴 가능성이 보이기 시작했다. 나는 계속 탐구해 보고 싶은 열망에 사로잡혔다."

알렉산더에게 곧 닥칠 문제는 그가 가장 놀라워한 부분이다. 그는 자신을 어떻게 사용해야 하는지 이해했으므로 이제는 실습해 볼 차례였다. 그는 실습을 하면서 성공할 것이라고 믿었지만, 실망스럽게도 목소리는 더이상 개선되지 않았다. 이 단계에서 그는 스스로 인정하듯이 약간의 자만심에 빠져서 더는 배울 것이 없다고 생각해 거울을 치운 터였다. 하지만 그의 실패는 무언가 잘못되었음을 말해 주고 있었다. 그는 말한다.

“이 실패로 인해 내가 한다고 생각하는 것을 실제로는 하지 않는 게 아닐까 하는 의심을 품게 되었다. 나는 또 한 번 거울의 도움을 받기로 했다. …… 그리고 내 의심에 타당한 이유가 있다는 걸 알게 되었다. 거울로 보니, 짧아지는 것을 방지하고 길어진 상태를 유지하면서 동시에 말을 하려 하는 결정적인 순간에, 나는 머리를 앞과 위로 향하게 하지 못하고 실제로는 뒤로 당겼던 것이다. 이는 내가 한다고 믿는 것, 하기로 결정한 것을 하는 게 아니라, 정반대로 하고 있음을 보여 주는 놀라운 증거였다.”

이는 커다란 문제였다. 만일 그는 성공하고 있다고 느꼈는데, 거울에 비친 객관적인 증거가 이와 모순된다면, 그가 착각하고 있다는 뜻이었다. 그가 후에 사람들을 가르치면서 알게 되었듯이, 이는 우리 모두가 빠지는 보편적인 착각이다.

보편적인 착각

내가 이 사실을 확실하게 깨달은 건, 어느 날 마저리 바스토우 선생님이 내게 “긴장을 일으키는 행동으로는 긴장을 줄일 수 없어요.”라는 단순한 말을 했을 때였다.

처음 이 말을 들었을 때 나는 ‘음, 확실히 그렇지. 새로울 건 없는 말씀이야.’라고 생각했다. 하지만 그 뒤 나 자신과 다른 사람들을 관찰하기 시작하면서 불현듯 깨달았다. 내가 그동안 긴장을 줄이려고 한 모든 노력이 오히려 긴장을 일으킨다는 것을!

자신의 경우를 생각해 보라. 목이 뻣뻣할 때 어떻게 하는가? 아마도 다른 사람들처럼 목을 아래로 당기고, 스트레칭을 하고, 머리를 돌리거나 흔들 것이다. 하지만 이 모든 행동은 목이 더 긴장되게 한다. 목을 더 긴장시키는 행동이 어떻게 긴장을 줄일 수 있겠는가? 목을 더 뻣뻣하게 하는 행동이 어떻게 목의 뻣뻣함을 풀어 줄 수 있겠는가? 이 말이 이해되는가?

매우 실망스럽게도 알렉산더는 자신이 제대로 하고 있다고 '느꼈지만' 실은 정반대로 하고 있음을 깨달았다. 우리는 목이 뻣뻣할 때 스트레칭을 하는 것이 자연스러운 행동이라고 느껴지겠지만, 그런 생각을 하지 않을 때, 그러한 스트레칭으로 긴장이 정말 완화된 적이 있는가? 이러한 느낌이 착각임을 인식하자 알렉산더는 심한 곤경에 빠졌다.

> "이 깨달음은 나에게 정말로 큰 충격이었다. 나는 막다른 골목에 부닥쳤다. 나 자신을 사용하는 데 유일한 안내자로 의존했던 느낌을 더는 신뢰할 수 없다는 사실과 맞닥뜨렸으니 말이다."

느낌을 신뢰할 수 없다는 것은 그리 이상한 생각이 아니다. 신경증도 알렉산더가 마주친 이 현상과 같은 예다. 어떤 사람이 우리를 보고 이런 사람일 것 같다는 둥 저런 사람일 것 같다는 둥

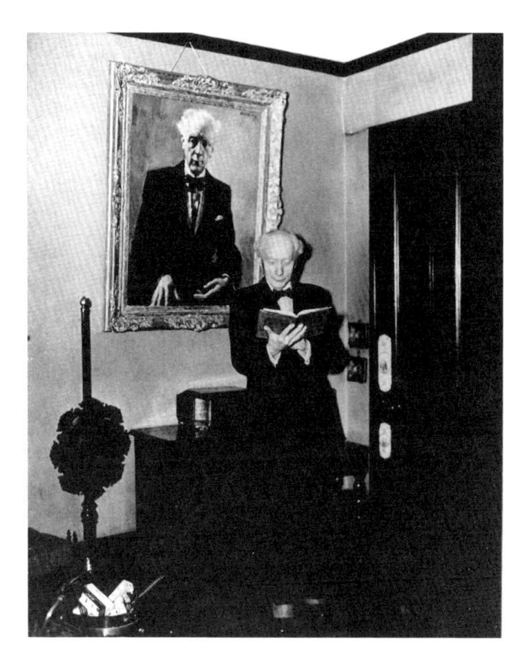

알렉산더는 어떻게 하면 자신의 신체 조정 방식을 바꾸고
목소리를 회복할 수 있는지 알아내기 위해 낭송하는
자신의 모습을 여러 해 동안 관찰했다.

온갖 느낌을 느끼지만 전혀 사실이 아닌 경우를 누구나 한 번쯤은 경험한다. 우리는 친밀한 관계에서 이렇게 사실과 다른 느낌을 대면하는 경우가 가장 많다.

어떤 사람이 우리의 행동을 부정적인 동기 때문이라고 자꾸 오해할 때 우리는 그에게 '피해망상증'이 있다고 본다. 하지만 피해망상증이 있는 사람에게는 자신의 느낌이 정말 사실 같아 보인다. 그들은 그 느낌을 믿고, 그에 따라 행동하며, 그로 인해 그들이 가장 두려워하는 결과를 불러오는 경우가 많다. 예를 들어, 당신이 화를 냈다며 누가 부당하게 책망하면 당신은 짜증이 나서 진짜로 화가 날 수도 있다!

그렇다면 알렉산더는 어떻게 했을까?

"이 깨달음을 계기로 나를 사용할 때 쓰는 디렉션(direction, 지시어)[9]의 전반적인 문제에 관해 오래도록 숙고하게 되었다. '내가 그동안 의지했던 이 디렉션은 무엇일까?' 하고 자문했다."

디렉션

알렉산더는 움직이고자 하는 충동이 무의식적으로 일고 있으며, 이것이 신뢰할 수 없는 느낌과 관련이 있음을 깨달았다. 거울에 비치는 모습을 관찰해 보니, 이 충동이 '낭송해야겠다는 생각'에 반응해 거의 동시에 일어났고, 그 반응에는 그가 지난 수년 동안 꼼꼼히 기록했던 잘못된 몸 사용의 모든 조건이 들어가 있었다. 작은 부분 하나에 문제가 발생하고 나머지는 다 괜찮은 것이 아니라, 모든 문제가 한꺼번에 한순간에 발생했던 것이다.

따라서 이러한 추론에 따라,

"내 목소리를 사용하려는 자극에 만족스럽게 반응할 수 있으려면, 과거의 본능적인(불합리한) 디렉션을 새롭고 의식적인(합리적인) 디렉션으로 바꿔야 한다는 결론을 얻었다."

---

9 디렉션(direction)에는 '지시어'와 '방향성'이라는 두 가지 뜻이 있다.—옮긴이

이 시점에 알렉산더가 하려고 했던 것은, 외국에 갔는데 갑자기 반대편 도로에서 운전해야 한다는 걸 알게 되는 경험과 조금 비슷하다. 이때 우리가 본능적인 충동을 그대로 따른다면 자동차 사고로 죽을 수도 있다. 이 방식으로 운전할 때는 낯선 느낌이 들 것이다. 왜냐하면 매 순간 본능적인 충동을 따르지 않으면서 자신의 행동을 지시해야 하고, 의식적으로 행동해야 하기 때문이다. 그렇게 처음에는 자신의 '느낌'과 반대로 행동해야 한다. 이 새로운 환경에서는 느낌을 신뢰할 수 없게 되었기 때문이다.

이는 알렉산더가 평생 화제 삼기 좋아했던 주제 가운데 하나였다. 그는 세계가 어느 때보다도 빠르게 변하고 있으므로 건강하게 살려면 우리의 느낌을 재교육할 수 있는 능력이 점점 더 필요해진다고 주장했다. 우리는 어린 시절에 형성된 반응 체계가 나이 들어서도 계속 신뢰할 만한 지침이 될 수 있다고 볼 수 없다. 대다수 현대 심리학은 이 단순한 전제를 중심으로 이론을 세운다.

이와 관련해서 알렉산더는 정신 분석과 심리 요법 등 온갖 마음-감정 치료법의 사용이 서구에서 폭발적으로 증가할 것이라고 예상했고, 이는 현실이 되었다. 알렉산더의 이 생각은 '전이'라는 심리학 개념과 궤를 같이한다. 전이란 과거의 경험에 기초해 자신의 인식을 다른 사람에게 그릇되게 돌리는 것을 의미한다. 하지만 알렉산더가 이런 개념들과 씨름하는 동안, 프로이트는 1895년 출간되어 하나의 분수령이 된 논문 〈과학적 심리학 초고〉를 쓰는 중이었다. 당시에 알렉산더가 살던 호주 시드니에서는 자신의 몸으로 실제 실험해 보는 것 말고는 다른 방법이 없었다.

"나는 이 생각을 실행에 옮기는 작업에 착수했지만, 놀랍고도 예상치 못한 일들이 계속 일어나 갑자기 중단하게 되었다."

무슨 일이 일어난 것일까?

그는 이전의 습관적인 반응을 바꾸기 위해 더 '의식적으로' 노력했지만 그런 반응은 여전히 계속되었다. 우리 모두 이런 경험이 있지 않은가? 우리가 지킬 수 있는 새해 결심이 몇 개나 되겠는가? 물론 몇 주 혹은 몇 달쯤은 새로운 습관을 들이려고 의식적으로 노력할 수 있을 것이다. 단 음식을 줄인다거나 약속 시간을 잘 지키거나 담배를 끊으려 하지만, 어떤 위기가 발생하면 자신도 모르게 예전 습관으로 되돌아가고 만다. 새로운 습관과 이전 습관 사이에서 우리는 자꾸만 자신을 통제하지 못하고 실패한다. 알렉산더 역시 그러했다. 이 두 지시가 중복되지 않게 만들기란 거의 불가능했다.

"실제로 해 보니, 나를 사용할 때 불합리한 디렉션과 합리적인 디렉션 사이에 뚜렷한 구분선이 없었고, 이 두 지시를 중복되지 않게 만들기란 불가능에 가까웠다."

알렉산더가 다음에 한 행동은 꽤 예상 밖이다. 포기해 버렸으니 말이다. 그는 새로운 시도를 하지 않기로 결심하고 그냥 내버려 두었다. 그는 자신을 '목적'에서 완전히 분리한 채 '방법'에 모든 관심을 쏟았다. 이때 알렉산더 테크닉의 또 다른 기본 원리인 '목적 지향'이 탄생했다.

목적 지향

우리는 누구나 가끔 '목적을 지향'한다. '목적 지향(endgaining)'이란 마음이 원하는 것에 대한 생각으로 가득 찬 탓에 목적을 이루는 데 필요한 방법에 주의를 기울이지 못하는 것을 의미한다. 목적 지향의 전형적인 예는 어디를 가려고 급히 서두르는 것이다. 그렇게 바삐 서두르다 보면 사고가 나서 오히려 더 늦어지는 경우가 많다.

예를 들어, 좋아하는 TV 프로그램이 시작하기 전에 설거지를 빨리 끝내려고 할 수 있다. 하지만 행여 프로그램이 시작할까 봐 TV가 있는 방을 들락거리다 테이블 위에 놓인 유리잔을 실수로 쳐서 깨뜨린다. 그래서 설거지 시간이 더 길어진다. 만일 내가 지금 하고 있는 일에 온전히 주의를 기울였다면―결국 그것이 설거지를 빨리 마치겠다는 목적을 이루는 유일한 실제 수단이다―유리잔을 깨뜨리지 않아서 설거지가 더 일찍 끝났을 것이다.

목적 지향은 어떤 사람들에게는 삶의 방식이지만, 엄청난 대가를 치러야 한다. 심장 마비, 불안 발작, 부상, 갖가지 스트레스 등이 모두 이러한 삶의 방식에 기인한다. 스포츠에서는 목적 지향이 죽음으로 이어질 수도 있다. 예컨대 카레이싱 선수는 주의가 잠시만 흩어져도 죽음을 맞을 수 있는 것이다.

경기장에서 집중하는 데 방해만 되지 않는다면, 이기겠다는 생각에 사로잡혀도 괜찮다. 하지만 탐욕스러운 야망은 우리의 시각을 왜곡할 수 있다. 집착이 마음을 압도해서 당면한 과제에 집중하지 못하게 되기 때문이다. 이기려면 이기려는 생각을 놓아주어야 한다. 이 경우, 이기려는 생각을 놓아주면 더는 패배를 걱정하지 않게 될 것이다. 결국, 승리에 큰 의미를 두지 않는다면 패배할까봐 걱정하지는 않을 것이기 때문이다. 하지만 경기 중에 크게 걱정을 한다면 승리할 가능성이 치명적으로 낮아질 수 있다.

알렉산더가 인식했듯이 이것이 '목적 지향'의 기만적인 메커니즘이다. 그는 원하는 것을 얻겠다는 생각을 그만두어야 했다. 그것이 원하는 것을 얻을 수 있는 방법이었기 때문이다. 알렉산더의 이야기 속으로 더 깊이 들어갈수록 개념들이 더 까다로워지는데, 당시에 그는 마음의 성질을 연구하면서, 마음뿐만 아니라 마음과 느낌의 중요하고 상호의존적인 관계까지 탐구하고 있었다. 그는 말한다.

"즉각적인 반응은 내가 즉시 무언가를 하여 어떠한 목적을 곧바로 달성하겠다고 결정한 결과이며, 이 결정을 재빨리 실행해버리는 바람에, 그 목적을 달성하는 데 가장 좋은 수단이라고

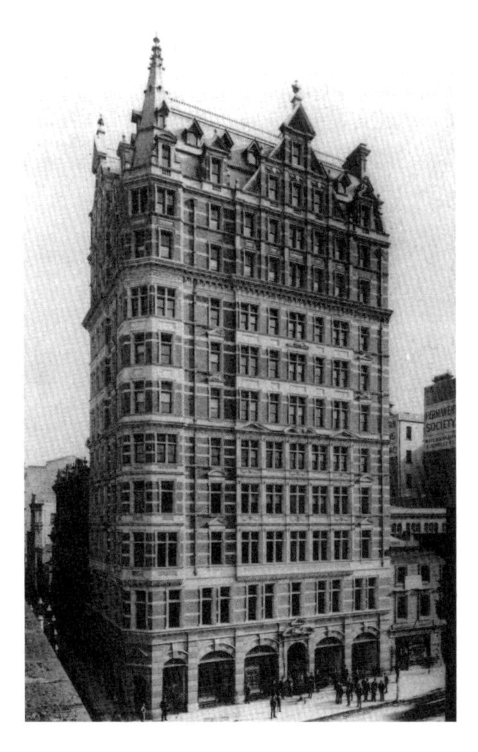

알렉산더가 '목적 지향'을 발견하기 시작했던 멜버른의 건물. 무언가를 할 때 결과에만 주의를 기울인다면 그 결과에 이르는 방법을 보지 못한다

추론한 새로운 디렉션들을 시험해 볼 기회를 충분히 얻지 못했다는 것을 알았다."

자신의 행동에 대한 그의 새로운 통찰은 비범했다. 실제로 알렉산더는 "원하는 것을 얻을 수 있는 유일한 방법은 원하지 않는 것이다."라고 자신에게 계속 말해 주고 있었다.

알코올 중독자 협회의 12단계 치료 프로그램을 처음 접했을 때, 나는 이 프로그램의 첫 번째 단계와 알렉산더의 방식이 비슷하다는 사실에 놀랐다. 양쪽 모두 변화하기 위해서는 목적을 통제하려는 필사적인 노력을 포기해야 한다고 조언한다. 예를 들어, 자신에게 음주를 통제할 수 있는 힘이 있다는 생각을 버려야 한다. 알코올 중독자는 "내가 원할 때는 언제든 그만 마실 수 있어. 나는 단지 그러지 않기로 선택하는 것뿐이야."라고 생각할 수 있지만, 이 치료 프로그램의 첫 번째 단계에서는 "우리는 알코올에 무력했고, 그래서 우리 삶이 수습할 수 없게 되었음을 인정했다." 라고 말한다.

자신을 받아들이기

이 프로그램의 첫 단계를 볼 때마다 나는 묘한 기분을 느낀다. 금주를 분명한 목표로 내걸고 있는 프로그램이 첫 단계에서 알코올을 이겨 낼 힘이 없음을 인정하라고 요구하니 말이다! 이 단계의 바탕에 있는 것, 그리고 알렉산더가 이 단계의 연구에서 깨달은 것은 자기 수용이다.

만일 자신의 행위에 대한 혐오감이 변화의 동기로 작용한다면, 변화를 위해서는 항상 이 혐오감의 에너지가 필요하다. 이는 더 많이 노력해도 해결할 수 없는 역설이다. 노력을 더 많이 할수록 혐오감도 더 커지기 때문이다. 알렉산더는 인간 행동의 이 이상한 현상에 대해 이렇게 말했다.

"노력한다는 것은 우리가 이미 알고 있는 것을 강조하는 것일 뿐이다."

그는 깨달았다.

"…… 말하려고 하는 자극을 받아들이는 경험, 이에 반응하여 즉각 어떤 행동을 하려는 것을 거부하는 경험을 만들어 갈 필요가 있을 것이다."

여기서 중요한 문구는 '경험을 만드는 것'이다. 이 말은 실제 자신과, 자신이 되고 싶은 사람을 연결하는 마음의 고리를 끊는다는 뜻이다. 왜 이것이 그리도 중요할까?

12단계 프로그램에서 그들이 발견했듯이, 문제의 중심에는 자기 수용이 있다. 우리가 자신이 아닌 다른 사람이 되려고 끊임없이 노력한다면 실제 자기 자신을 있는 그대로 경험하지 못한다. 알코올 중독 치료 프로그램에서는 "나는 알코올 중독자다."라고 인정하는 과정이 꼭 필요하다. 알렉산더 프로그램에서는 목적을 이루려는 바람을 내려놓고 '나는 지금 이렇다.'라고 말하는 과정이 꼭 필요하다. 알렉산더는 말한다.

"튀길 생선이 없는 사람들은 아무 문제가 없다고 여긴다."

활동 중 생각하기

하지만 목적 지향을 포기한다면 대신 무엇을 할까? 알렉산더는 말하려고 하지 않는 대신에 무엇을 하려고 했을까? 그냥 서서 아무것도 하지 않았을까? 그렇다. 그게 바로 그가 한 일이다. 그는 '며칠, 몇 주, 때로는 몇 달 동안' 긴 시간을 보냈다고 말한다.

그는 거울 앞에 서서 신체의 조정 방식(coordination)을 바꾸는 디렉션을 주는 것 말고는 아무것도 하지 않았다. 몇 시간씩 고요히 자기 자신을 관찰하고, 몇 달 동안 조용히 서서 몸 사용의 디렉션이 어떻게 작용하는지 주의 깊게 살펴보는 그의 모습을 한번 상상해 보라. 이렇게 관찰하면서 알렉산더는 6장에서 설명할 '우선적 긴장 패턴(Primary holding pattern)'에 관해 기발한 착상을 하게 되었다. 이는 여러 방식의 명상 수행과 다르지 않다.

알렉산더의 가까운 친구이자 오랜 학생이었던 존 듀이 교수는 이를 '활동 중 생각하기'라고 불렀으며, 알렉산더는 이렇게 주장한다.

> "…… 목적을 이루려 하면서 이를 충실히 실행하는 사람은 누구라도 이 '생각하기'에서 새로운 경험을 얻는다는 것을 알게 될 것이다."

이 지점에서는 알렉산더의 발견 여정을 설명하는 데 언어는 완전히 무용지물이 되어 버린다. 왜냐하면 그가 근본적으로 새로운 경험을 전달하는 방법을 발견했는데, 이는 키스를 편지로 보낼 수 없듯이 말로는 더이상 설명할 수 없기 때문이다.

'활동 중 생각하기'는 여러 가지 디렉션을 차례로 함께 떠올리는 과정이다. 알렉산더 용어에서는 이를 '디렉션를 준다'고 한다. 주어야 한다는 이 디렉션들은 무엇일까? 디렉션은 알렉산더 레슨의 진수다. 알렉산더 교사는 손을 써서 다양한 디렉션의 경험을 전달하도록 훈련받는다. 각 디렉션은 신경계가 통합적이고 효율적인 신체 조정 방식으로 돌아가도록 안내한다. 이 디렉션들은 알렉산더가 오랜 기간 자신의 신체 조정 방식을, 그리하여 이와 공통된 인간의 신체 조정 방식을 연구한 결과물이다. 이 내용은 3장과 7장에서 상세히 설명할 것이다.

결정적 순간

마침내 알렉산더가 새롭게 발견한 '활동 중 생각하기' 과정을 말하기에 적용할 때가 왔다. 그때 그는 십 년이라는 긴 여정 끝에 마지막이자 가장 큰 난관에 부딪혔다.

> "어느 날 이러한 '방법'들을 충분히 실험했다는 판단이 서자, 나는 말을 할 목적으로 이 일련의 방법들을 적용해 보기 시작했다. 하지만 실망스럽게도 성공할 때보다 실패할 때가 훨씬 많았다."

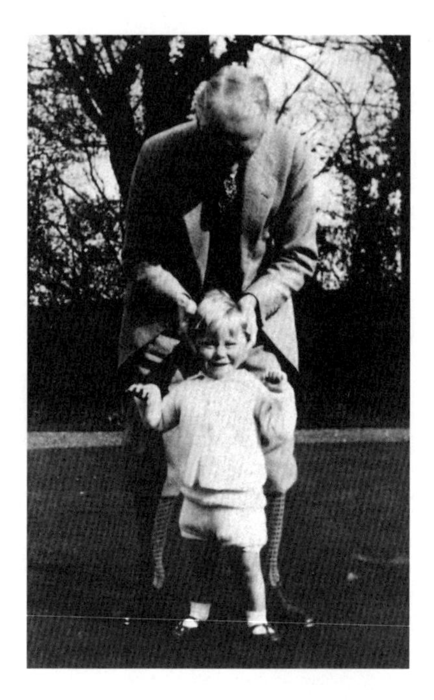

알렉산더의 배우 생활을 위태롭게 했던 잘못된 몸 사용은
아이들에게도 발달될 수 있다.

무엇이 잘못되었을까? 알렉산더는 알 수 없었다. 그는 말한다.

"나는 여전히 실패를 밥 먹듯이 했기에 처음으로 되돌아가 내가 세운 전제들을 다시 살펴보아야 했다."

주의 깊게 다시 추론해 본 결과, 그는 자신에게 주는 디렉션들이 옳다고 판단했다. 의심할 여지가 없었다. 디렉션들은 문제가 아니었으므로 그는 다른 가능성을 두루 살피면서, 혹시 이런 결과가 자신에게만 있는 어떤 결함 때문인지도 의심해 보았다.

그는 다시 결정적 순간에 집중했다. '활동 중 생각하기'에 익숙해지면서 그는 활동하는 내내 이를 지속했지만 효과를 보지 못한다고 느꼈다. 그는 말한다.

> "나는 어느 쪽이 맞는지 확인할 구체적인 증거를 찾아야 한다는 결론에 도달했다. 즉, 말을 한다는 목적을 이루려 시도하는 결정적인 순간에, 새롭고 더 만족스럽게 나를 사용하기 위해 디렉션들을 실제로 알맞은 순서대로 계속 주는지, 아니면 목의 문제를 일으키는 과거의 습관적 사용의 원인인 본능적이고 잘못된 디렉션으로 되돌아가는지……."

그는 무엇을 발견했을까? 그는 디렉션들을 알맞게 주고 있지 않았다! 왜일까?

이는 어려운 질문이었지만, 알렉산더에게 결국 질문에 대한 답이 주어졌다. 주의 깊은 실험을 통해 그는 디렉션을 '주는' 과정과 디렉션을 '느끼는' 과정이 함께 일어나며, 그가 몸을 다르게 사용해서 말하려는 시도를 방해하는 것은 바로 이 '느끼는' 부차적인 과정이라는 점을 깨닫기 시작한 것이다.

나의 스승 마저리 바스토우는 "생각하고, 움직이고, 그 뒤에 느끼세요."라고 자주 말했지만, 알렉산더는 이때 자신의 방법이 완전히 잘못되었음을 알게 되었다. 그는 생각한 다음에 느끼고, 그 뒤에 움직이고 있었던 것이다. 그는 어떤 느낌을 찾고 있었을까? 알렉산더는 옳고 자연스럽게 느껴지는 경험을 찾고자 했지만, 불현듯 그가 원하는 그런 경험이 자신에게는 완전히 잘못된 것처럼 느껴질 수 있겠다는 생각이 들었다. 어떻게 그러지 않을 수 있겠는가?

그는 몸 사용법을 바꾸면서 이전의 방식을 그대로 유지할 수는 없다고 다른 사람들에게 자주 지적했지만, 자신이 정확히 그렇게 하려 하고 있었다. 그는 "내가 습관적으로 몸을 사용한 방식이 정상이라고 느껴졌다면, 새로운 방식은 당연히 정상으로 느껴지지 않을 것이고, 심지어 완전히 잘못됐다고 느껴지지 않을까?"라고 자문했다. 물론 그럴 것이라는 걸 그는 깨달았다. 그는 낯선 디렉션을 주면서도 익숙한 느낌을 찾으려 했던 것이다.

> "이제 나는 지난 몇 달 동안 온갖 시도를 하면서, 새로운 내 몸 사용법을 찾으려고 했지만 그런 방법은 잘못된 것처럼 느껴질 수밖에 없었다는 것을, 그런데도 새로운 방법을 쓸지 말지 판단하는 기준을 '옳다고 느껴지는 느낌'에 의존했다는 사실을 직시해야 했다."

이 시도가 소용없다고 밝혀진 건 그리 놀랄 일이 아니었다! 알코올 중독 치료 프로그램에서는 이를 '그저 내려놓고 신의 뜻에 맡겨라.'라고 표현한다. 알렉산더는 결코 종교적인 사람이 아니었다. 그는 예수의 가르침은 위대했지만 기법은 좋지 않았다는 의견을 피력해 몇몇 기독교인의 심기를 건드린 적도 있다. 하지만 알렉산더는 실제로 변화시키는 방법을 발견했으며, 이것은 위대한 발견이다.

변화의 속성

진정으로 변하려면, 익숙함이 모두 사라진 새로운 세계로 들어가야 한다. 그리고 과거를 붙들고 있으면 미래로 나아갈 수 없다. 알렉산더는 익숙하게 느껴지는 것을 '붙들고 있어서' 새롭고 낯선 경험을 할 수 없었음을 깨달았다.

그가 익숙함을 내려놓고 새로운 디렉션를 따랐다면 이상하게 느껴졌을 것이다. 알렉산더 레슨은 이상하게 느껴진다. 내 학생 한 명은 레슨이 끝나고 30분이 지난 뒤에야 자신의 이름이 기억났다고 농담한 적이 있다. 나는 무슨 말인지 이해한다. 알렉산더 레슨은 심리적 풍경에 놓인 수많은 장애물을 모두 치우고 '자아'의 영역 깊이 내려가게 할 수 있는 힘이 있다. 당신은 눈에 띄지 않게 숨어 있는 자신, 이제껏 자신이라고 생각했던 사람과 다른 자신, 그리고 실제 있는 그대로의 자신에 더 가까운 자신을 경험할 수 있다. 그러한 면에서 알렉산더 레슨은 심오하면서도 꽤나 두려울 수 있다.

학대를 당한 뒤 살아남은 사람들은 알렉산더 레슨을 통해 긴장의 보호막들이 녹아내리면서 과거의 공포가 되살아났다는 이야기를 많이 한다. 앨리스 밀러[10]는 이렇게 표현했다.

> "어린 시절에 관한 진실은 우리의 몸속에 저장되며, 우리는 그것을 억누를 수는 있지만 결코 바꿀 수는 없다. 우리의 지성은 속을 수 있고, 느낌은 조작될 수 있으며, 지각은 혼동할 수 있고, 몸은 약에 기만당할 수 있다. 하지만 어느 날 몸은 청구서를 내밀 것이다. 몸은 영혼이 아직 온전한 아이들처럼 매수되지 않으니 타협이나 변명을 받아들이지 않을 것이며, 우리가 더이상 진실을 회피하지 않을 때까지 계속 우리에게 고통을 안겨 줄 것이기 때문이다."

결론

모든 알렉산더 레슨이 이렇게 심오하지는 않다. 레슨의 많은 부분은 4장에서 설명할 교사의 기술과 성향에 좌우된다. 알렉산더의 경우에는 목소리를 되찾아 무대로 돌아가는 것이 유일한 목표였다. 하지만 그는 돌아가지 않았다. 그의 새로운 발견이 퍼즐을 완성하는 마지막 조각으로 판명되었기 때문이다.

알렉산더에게는 방침이 있었고, 그 방침은 효과가 있었다. 좋은 교사는 학생이 이 방침에 빨리 익숙해지도록 도울 수 있다. 여기에는 선택하는 과정이 포함된다. 알렉산더에 따르면, 그는 말을 하기로 결정한 뒤, 자신에게 말하기를 거부하는 경험을 하게 했

10 폴란드 태생의 심리학자, 정신과 의사(1923~2010).—옮긴이

다. 그 결정적 순간에 그는 다시 디렉션(지시어)을 주고 어떤 선택이 가능한지 생각했다. 예를 들어, 그는 말을 할 수 있었다. 팔을 들 수도 있었다. 아니면, 자신에게 계속 디렉션을 주는 것 말고는 아무것도 하지 않을 수도 있었다. 그는 말한다.

"상당 시간 이 방침을 연습한 뒤, 나는 낭송할 때 잘못된 습관으로 되돌아가는 경향에서 벗어나게 되었고, 이로 인해 인체 기능에 뚜렷한 효과를 거두자 마침내 올바른 길에 들어섰다는 확신이 들었다. 잘못된 습관으로 되돌아가는 경향에서 해방되자, 내 목과 성대의 문제, 그리고 태어날 때부터 앓았던 호흡기와 코 질환에서도 해방되었기 때문이다."

다른 사람들도 알렉산더에게 놀라운 변화가 일어났음을 알 수 있었다. 곧 사람들은 그에게 "어떻게 한 거죠? 내게도 가르쳐 줄 수 있나요?"라고 묻기 시작했다. 그가 뉴질랜드에서 마지막으로 중요한 공연 투어를 하고 있을 때(그는 런던의 올드 빅 극장에서도 〈베니스의 상인〉의 샤일록을 연기했다), 그의 제자들은 그에게 연기를 그만두고 계속 가르쳐 달라고 간청하는 편지를 썼다. 호주로 돌아온 뒤 그는 그들의 요청에 대해 진지하게 고민했다.

1903년 여름에 운명의 순간이 찾아왔다. 알렉산더는 멜버른에서 전차에 올라탔다가 우연히 아는 마권업자를 만났는데, 그는 그날 늦게 열리는 경마에 150:1의 배당률로 돈을 걸어 보라는 제안을 했다. 영원한 모험가 알렉산더는 5파운드(당시에는 적은 금액)를 걸었고, 경마에서 이겼다.

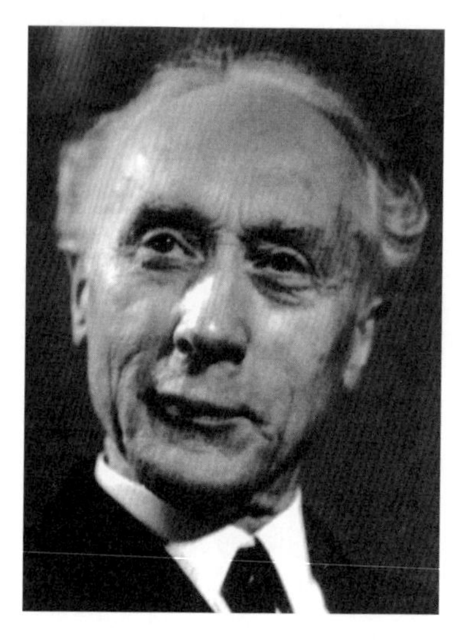

알렉산더는 목소리를 되찾았을 뿐 아니라 새로운 목소리를 만들었으며, 이 목소리는 1955년 그가 사망하고 60년이 더 지난 지금까지도 점점 더 멀리 울려 퍼지고 있다.

문명에 뒤처지고 고립된 호주의 환경은 이 놀라운 남자를 이 자리까지 오게 해 주었지만, 1903년에는 런던이 세계의 중심이었고 알렉산더도 그 사실을 알고 있었다. 돈을 챙겨서 배를 탄 그는 1904년에 영국 해안에 도착했다. 그는 호주로 돌아가지 않았다. 윈야드 출신의 소년은 분명히 명성을 얻었지만 처음 꿈꿨던 배우로서의 명성은 아니었다. 대신에 그는 오늘날 서구의 거의 모든 주요 공연예술 기관에서 사용하는 방식을 창안하여 자신의 꿈을 훨씬 뛰어넘었다. 현존하는 배우 중에 그의 이름을 들어 보지 못한 사람을 찾기는 힘들다. 알렉산더는 목소리를 되찾았을 뿐 아니라 새로운 목소리를 만들었으며, 이 목소리는 1955년 그가 사망하고 60년이 더 지난 지금까지도 점점 더 멀리 울려 퍼지고 있다.

3
운동 생리학

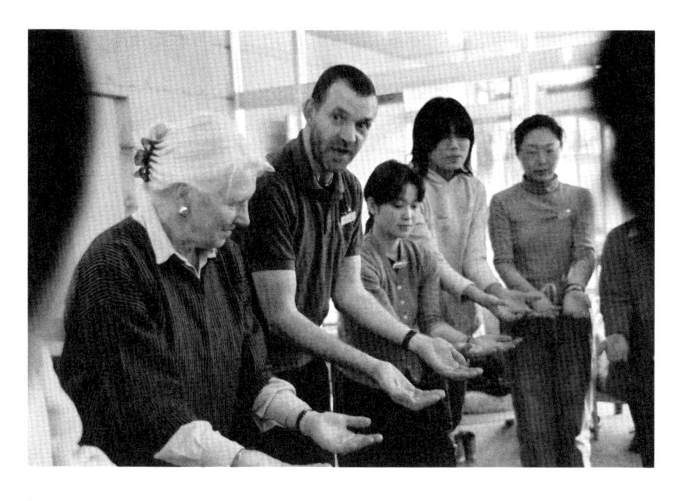

"그들은 얼굴이 흙빛이 될 때까지 당신에게 해부학과 생리학을 가르치고 또 가르칠지 모른다. 그래도 당신은 여전히 이 일을 계속 직면하게 될 것이다. 즉, 평생의 습관에 반하는 결정을 계속 해야 하는 것이다."

_F. M. 알렉산더

배우들을 많이 가르치는 나는 첫 번째 레슨에서 몸의 협응(coordination) 패턴이 그들을 얼마나 강력하게 '특징 짓는지' 보여준다. 우리 모두 자신을 특정한 방식으로 이동시키거나 '유지하고'

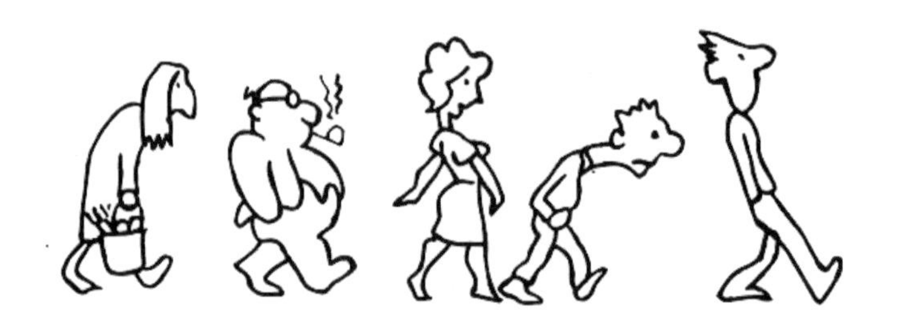

그림 3.1 알렉산더: "한 사람의 개성과 특징을 말해 주는 것은
그가 몸을 사용하는 방식이다."

있으며, 크게 움직일 때는—그림 3.1의 인물들이 보여 주듯이—저변에서 이루어지는 이 '이동시키는' 동작에 영향을 받는다. 알렉산더는 말한다.

"한 사람의 개성과 특징을 말해 주는 것은 그가 몸을 사용하는 방식이다."

우리가 얘기하기 좋아하는 '자아(self)'는 생리학 용어로 말하면 가상의 독립체다. 흔히 자아가 우리의 행동을 이끈다고들 하지만, 우리의 신체 체계에서는 심장이나 간, 뇌와 달리 '자아'를 찾을 수가 없다. '자아'는 엄청나게 복잡한 반응들의 조합에서 나타나며, 이러한 반응들은 환경 내의 다양한 원인과 조건으로 일어난다. 이 모든 반응을 하나로 뭉뚱그려 '자아'가 있다고 보지만, 자아는 어떤 조건에 대한 학습된 반응의 집합체로만 존재하며, 조건들은 매 순간 변한다. 이것이 우리에게 다행인 이유는, 어떤 조건에 대해 이전에 학습된 반응을 우리가 바꿀 수 있고, 그런 방법으로 '자아'를 바꿀 수 있음을 뜻하기 때문이다. 알렉산더가 쓴 세 번째 책의 제목은 《자기의 사용(The Use of the Self)》이다.[11]

이번 장에서는 심신의 작용을 연구하는 운동 생리학의 관점에서 '자아'에 대해 알아볼 것이다. 이는 어마어마한 주제로 물질을 분석하는 일과 조금 비슷하다. 우리는 원자처럼 극미한 수준까지 파고들어, 매우 깔끔하고 논리적인 결론을 얻을 수 있다. 하지만 원자보다 더 미세한 수준까지 들어가면 양자 이론과 쿼크를 만날 것이고, 이때 모든 논리가 순식간에 허물어진다.

운동 생리학을 공부하는 것도 이와 좀 비슷하다. 어느 수준까지는 이해가 되지만, 더 깊이 들어가면 모든 것이 다른 모든 것에 영향을 미치는 것 같고, 어떤 작용에 대한 모든 진술은 다른 20가지와 맞아떨어져야 한다. 왜냐하면 다른 백 가지 조건이 그것을 바꿀 수 있기 때문이다. 나는 여기서 이 모든 '조건'을 설명하지는 않을 것이다. 나 자신도 이해할 수 없기 때문이다.

이 장의 제목과는 달리 나는 운동 생리학의 전체 그림을 보여주지는 않을 것이다. 그렇게 하려면 책 한 권으로도 모자라기 때문이다. 나는 많은 정보를 생략해 간략하게 소개할 것이다. 어쩌면 지나치게 단순할 수도 있겠지만, 나의 목적은 운동 생리학 시험에 합격하도록 도우려는 것이 아니라—그런 목적이라면 대학

11 한국어판은 《알렉산더 테크닉, 내 몸의 사용법》이라는 제목으로 출간되었다.—옮긴이

에 가는 편이 좋을 것이다—움직임의 패턴을 바꿀 수 있는, 실생활에서 유용한 아이디어를 제공하는 것이다.

운동 지지와 운동 동작

우리 관점에서 볼 때, 운동 생리학에서 가장 흥미로운 부분은 두 가지 근육 조직과 신경망이 있다는 것인데, 생리학자들은 이 둘을 각각 '운동 지지(motor hold)'와 '운동 동작(motor move)' 체계라고 부른다.

똑바로 일어설 때 왜 우리 몸은 바닥으로 무너져 내리지 않을까? 내재 근육이라 불리는 특정 근육이 몸을 잡아 '지지'해 주기 때문이다. 이 근육들은 짧고 팽팽하며 거의 항상 쉼 없이 움직인다. 이 근육은 뼈에 가깝게, 가장 깊은 곳에 자리하며 몸의 모든 움직임에 관여한다. 그래서 이름이 '내재' 근육이다. 이 근육은 서 있는 자세를 유지하도록 도와주기 때문에 나는 이를 '유지 근육'이라 부른다. 모든 내재 근육과, 이 근육들의 조직과 기능을 담당하는 신경망을 합쳐서 '운동 지지' 체계라고 한다.

우리가 움직이겠다고 결심하면 다른 근육군 전체가 작동한다. 이 근육들을 외재 근육이라고 한다. 이 근육들은 더 길고 강하며 표면 가까이, 뼈보다 피부에 더 가까이 위치한다. 크고 강한 이 근육들이 인체의 아름다운 곡선을 만들어 주며, 걷고 흔들고 구부리는 등의 큰 동작에 주로 관여한다. 그래서 '외재' 근육이라는 이름을 붙였다. 하지만 나는 이를 '동작 근육'이라고 부른다. 우리가 하는 모든 큰 동작에 관여하기 때문이다. 모든 외재 근육과, 이 근육들의 조직과 기능을 담당하는 신경망을 합쳐 '운동 동작' 체계라고 한다.

유지 근육과 동작 근육

이 두 근육을 현미경으로 보아도 차이점을 알아보기는 어렵다. (나중에 설명하겠지만, 이 둘 사이에 몇 가지 차이점은 있다.) 왜냐하면 두 근육은 구조적인 차이보다는 기능적인 차이로 구분되기 때문이다. 즉, 둘을 구별하는 기준은 우리가 이 두 근육을 어떻게 사용하느냐인 것이다. 이러한 이유로 하나의 근육이 때로는 '유지' 근육으로, 때로는 '동작' 근육으로 분류될 수 있다. 이 역할도 할 수 있고 저 역할도 할 수 있기 때문이다. 하나의 근육이 때로는 동작을 안정시키고, 때로는 동작을 일으킨다. 만약 우리가 이 근육들을 잘못 사용해서 원래의 기능과 반대로 움직이게 하면 어떻게 될까?

달리기를 예로 들어 보자. 어떤 사람들은 머리를 위아래로 까딱거리고 몸을 좌우로 비트는 등 몸을 아무렇게나 흔들면서 뛰는 바람에 많은 에너지와 노력을 낭비하는 것 같다. 이러한 동작은 속도만 늦출 뿐 달리기에 아무 도움이 되지 않는다.

이것이 '동작' 근육을 불필요하게 사용하는 하나의 예다. 하지만 올림픽 출전 선수들은 마치 바람이 지나가듯 매끄럽게 달린다. 그들은 불필요한 움직임을 다 없애고 주요 목적인 속도 향상을 위해 매 순간 노력을 집중한다. 오로지 달리는 '동작'에 필요한 근육들만 사용되며, 다른 근육들은 주의 깊게 몸을 '유지'하는 데만, 즉 팔다리가 마법을 부릴 수 있도록 안정된 구조를 만드는 데만 사용된다.

이 두 가지 근육의 작업이 알맞게 분배되는 일이 중요하다. 그러지 않으면 온갖 종류의 문제가 나타나기 시작한다. 최악의 경우 중 하나는 몸이 무너지는 것으로, 똑바로 앉는 것이 더는 편안하지 않을 수 있다. 그러면 우리는 계속 구부정하게 앉는다. 의자에 앉아 있을 때뿐만 아니라 '항상' 그렇다. (구부정하게 앉는 것 자체가 꼭 나쁜 것은 아니다. 고양이도 구부정하게 앉는다.)

우리는 걷는 동안 몸이 구부정해지고, 의자에 앉거나 의자에서 일어설 때도 구부정해지며, 물건을 집어 들 때도 구부정해진다. 결과적으로 우리는 언제나 편안할 수가 없다. 항상 피곤하고 통증을 느끼며, 이것은 삶에 큰 부담이 된다. 계속 구부정한 자세로 생활하면 건강에 좋지 않다는 건 우리도 알고 있다. 하지만 똑바로 앉는 일 역시 많은 노력이 필요한 것 같고, 구부정하게 앉을 때보다 여러 면에서 훨씬 더 긴장하게 되는 것 같다. 어느 쪽이든 우리는 늘 아프고 피곤하다. 왜일까?

그 이유 중 일부는 근육이 에너지를 소비하는 방식에 있다. 그리고 근육의 에너지 소비는 근육이 해야 할 일을 한 결과다. '운동 지지' 체계의 유지 근육은 매우 열심히, 거의 쉬지 않고 일한다. 반면, '운동 동작' 체계의 동작 근육은 때때로 수축하라는 지시를 받

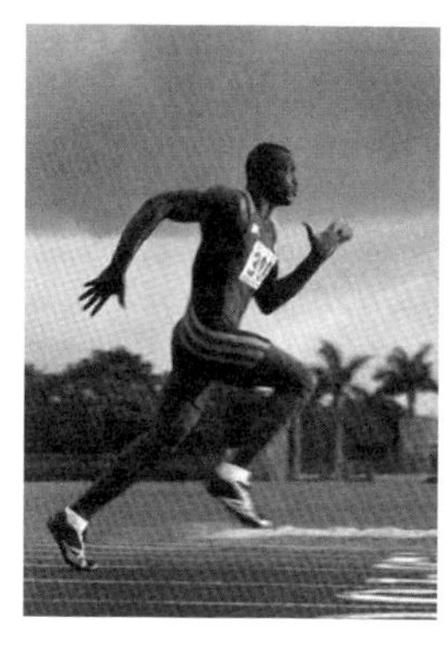
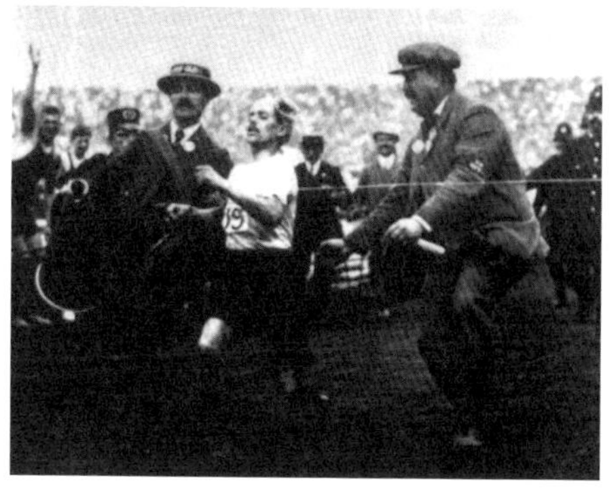

이 두 사진은 달리는 두 사람이 몸을 사용하는 방식의 차이를 극명하게 보여 준다. 왼쪽 사진의 주자인 올림픽 선수는 바람이 지나가듯 매끄럽게 달린다. 그들은 불필요한 움직임을 다 없애고 주요 목적인 속도 향상을 위해 매 순간 노력을 집중한다. 오른쪽 사진은 1908년에 런던 마라톤에 참가한 도란도 피에트리 선수가 경주를 마치는 장면을 보여 주는데, 알렉산더의 첫 번째 책《인류의 위대한 유산(Man's Supreme Inheritance)》에 불필요하고 제어되지 않은 노력을 보여 주는 예로 실렸다. 이 선수가 결승점에서 몸을 앞쪽으로 기울이지 않고 뒤쪽으로 젖히고 있다는 점에 주목하라.

을 뿐이어서, 한 동작을 실행하고 다음 동작까지 잠깐 쉴 수도 있다.

그러나 가엾은 '유지 근육'들은 정말로 고되게 일한다. 우리가 자려고 바닥에 등을 대고 누워 있을 때조차 근육은 활동을 해야 한다. 이 근육이 활동하지 않으면 호흡과 음식물 소화, 혈액 순환과 같은 다른 기능에 악영향을 미칠 것이다. 이와 달리 자는 동안에 '동작 근육'이 활동해야 하는 큰 움직임은 거의 없다. 기껏해야 자면서 이따금 몸을 뒤척이는 정도일 것이다. 따라서 '동작 근육'이 계속 쉬는 동안에도 '유지 근육'은 거의 쉬지 못한다. 이 두 종류의 작업을 하기 위해 적색 근섬유와 백색 근섬유라는 두 가지 근섬유가 존재한다.

피로성 근섬유와 비피로성 근섬유

근섬유란 근세포를 의미하는데, 적색 근섬유와 백색 근섬유라는 두 종류가 있다. 백색 근섬유는 피로성(빨리 피로해지는) 근섬유로도 불린다. 백색 근섬유를 오래 사용하면 피로해지며, 화학 물질이 쌓여 결국에는 큰 통증이 발생하므로 근육 수축을 유지하기가 어려워진다. 하지만 적색 근섬유는 에너지를 연소하는 특별한 방식 때문에 통증 없이 평생 수축할 수 있다. 그래서 비피로성(피로해지지 않는) 근섬유라고도 불린다. 모든 근육이 두 종류의 근섬유를 다 가지고 있지만, 동작 근육과 유지 근육을 구별하는 구조적인 요인은 근육 안에 든 각 근섬유의 양이다(그림 3.2 참조)

하나의 근육은 이러한 근섬유가 수백만 개 모인 것이며, 모든 근육은 요구되는 작업의 종류에 따라 한 종류의 근섬유를 더 높은 비율로 갖고 있다. 그렇다면 유지 근육에는 어떤 근섬유가 더 많을까? 이 내재적인(운동 지지) 유지 근육은 확실히 적색의 비피로성 근섬유의 비율이 높다. 반면에 외재적인(운동 동작) 동작 근육은 백색의 피로성 근섬유의 비율이 높다.

근섬유 비율은 운동 능력의 기초가 된다. 뛰어난 단거리 선수는 백색 피로성 근섬유가 더 많은 반면, 뛰어난 장거리 선수는 적색 비피로성 근섬유가 더 많다. 이 선수들의 운동 능력은 어느 정

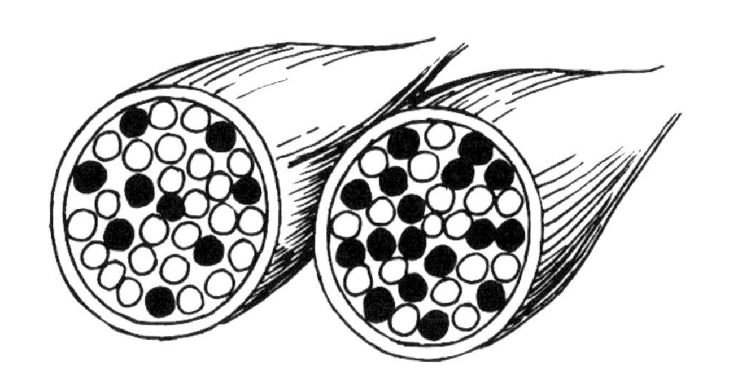

그림 3.2 외재 근육(왼쪽)과 내재 근육(오른쪽)의 단면도.
적색 근섬유(검은색)와 백색 근섬유(흰색)의 구성비가 다르다.

도 유전적으로 정해진다. 단거리와 장거리에 모두 뛰어난 선수는 찾아보기 힘들다.

자, 앞의 질문으로 돌아가 보자. 왜 우리는 항상 아프고 피곤하며 구부정한 자세로 있으려 하는 걸까? 일상생활 중에 우리는 비피로성 근섬유에 더 적합한 동작을 할 때 피로성 근섬유를 사용하곤 한다. 그렇게 되면 갑자기 백색 피로성 근섬유가 (정상적으로는 적색 비피로성 근섬유가 해야 할) 일을 하라는 요청을 받는다. 하나의 예로, 우리는 허리를 당기고 가슴을 힘껏 들어 똑바로 앉으려고 한다. 분명히 피로성 근섬유는 이러한 동작을 잘 수행하지 못한다. 그래서 우리는 피로감을 쉽게 느끼고, 근육에 통증을 느끼며, 거의 계속 구부정한 자세로 있게 된다. 우리가 나이 들면서 몸통이 계속 짧아지면, 그림 3.3에서 볼 수 있듯이, 온몸의 구조와 운동 역량에 점차 악영향을 끼치게 된다.

이렇듯 신체 구조가 계속 무너지면 운동 유연성에 악영향을 끼

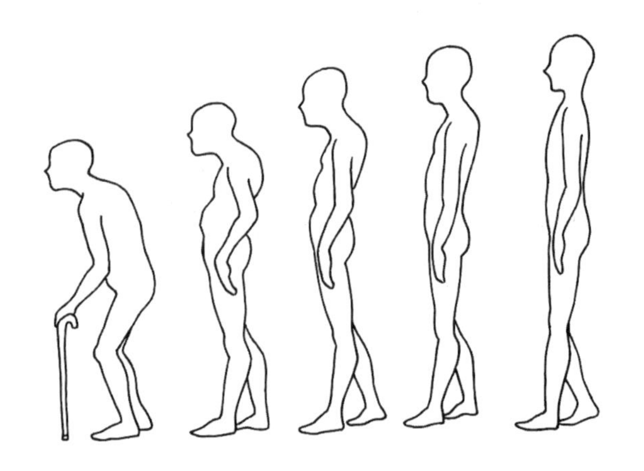

그림 3.3 일상생활에서 계속 구부정한 자세로 활동하면 신체 구조와 운동 유연성에 장기적으로 아주 안 좋은 영향을 끼친다.

칠 뿐만 아니라 인체의 다른 체계들에도 부담을 가중시킨다. 예를 들어, 몸통이 압박을 받아 짧아지면 호흡이 짧고 얕아진다. 고요하고 깊고 길게 호흡하지 못하고, 호흡이 빨라져서 숨이 가빠진다. 그러면 같은 양의 공기를 들이쉬기 위해 호흡기는 일을 더 많이 해야 한다. 이 영향은 신체의 다른 체계들에도 반영되어 혈압이 높아지고 심장 박동수가 증가할 수 있으며, 소화 기능도 더 악화할 수 있다.

이 내용은 아직 확실히 판명되지 않았지만, 내가 알렉산더 교사로 경험한 바에 의하면 이는 사실이다. 어떤 사람이 '운동 지지'와 '운동 동작'이라는 두 체계의 올바른 균형을 회복하면 바로 알아볼 수 있는 차이점이 있는데, 호흡의 상태가 그 한 예다.

레슨을 받아 보면 이를 스스로 입증할 수 있을 것이다. 알렉산더의 발견이 퍼져 나갔던 지난 세기 동안, 이 같은 혜택을 본 수십 만 명이 증언한 체험적 증거는 엄청나게 많다.

건강한 상태의 운동 체계는 인체의 다른 체계들이 가장 알맞게 기능하기 위한 전제 조건이다. 인체의 모든 체계는 어떠한 상태에서도 작동할 수는 있겠지만, 운동 체계가 제대로 작동할 때 더 효율적으로 기능할 것이다.

동원

앞서 말했듯이 동작에 맞는 적절한 근섬유를 사용하는 것이 매우 중요하다. 여기서 우리는 운동 생리학의 또 다른 개념인 '동원(recruitment)'을 만나게 된다. '동원'이란 신경계가 주어진 일을 하기 위해 알맞은 근섬유를 적절하게―혹은 부적절하게― '동원'하는 과정을 가리킨다.

당신의 신경계는 지금 '동원'을 얼마나 잘할까? 당신이 얼마나 정확하게 '동원'을 하는지 시험해 보기 위해 간단한 실험을 해 보자. 한 팔을 옆으로 들어 손이 어깨높이와 같아지게 해 보라. 팔을 그 상태로 놓아둔 채 이 책을 계속 읽어 보라. 보통 이런 활동은 더 큰 동작 근육이 맡아 하는데, 이 근육은 강력하지만 쉬이 피로해지는 백색 근섬유가 더 많다. '피로해진다'는 것은 당신의 팔이 아마도 지금쯤이면 약간 뻐근해지기 시작한다는 뜻이다. 만약 아직 뻐근하지 않다면 팔을 더 오래 들고 있어 보라. 결국에는 뻐근해질 것이다! 사실 평소에는 팔을 그렇게 들어 올리고 있을 일이 별로 없겠지만, 살다 보면 지붕에 페인트칠을 할 때처럼 이런 동작을 해야 할 때도 있다. 이 실험은 피로성 근섬유들이 몰려 있는 사이사이 비피로성 근섬유가 조금 섞여 있는 이유를 보여 주는 훌륭한 사례인데, 만일 팔을 계속 들고 있어야 한다면 이제 이 비피로성 근섬유를 '동원'해야만 한다. 지금까지 팔을 들고 있는데도 통증이 없는 독자는 많지 않을 텐데, 만일 당신이 그중 한 명이라면 마땅히 축하받을 일이다. 당신의 동원 능력이 뛰어나기 때문이다. 이제 팔을 내려도 좋다.

알렉산더 레슨은 동원 능력을 향상시킨다. 움직임에 집중해야 하는 활동이나 섬세함과 가벼움, 편안함이 요구되는 모든 활동이 동원 능력을 증진시킬 것이다. '잘못된 몸 사용'이란 알맞게 동원하는 능력이 떨어진다는 의미일 수 있다. 다시 말해, 적색 비피로성 근섬유가 해야 할 일을 백색 피로성 근섬유가 하려 하고, 이 때문에 적색 비피로성 근섬유는 많은 일을 할 수 있는데도 거의 일을 하지 못하는 것이다. 이럴 경우 신체의 조정 반응은 더이상 조화롭지 못하다. 이는 마치 심포니의 모든 연주자가 갑자기 제멋대로 연주하기로 결정해서 조화로움이 전혀 없이 시끄러운 불협화음을 만들어 내는 것과 같다. 사람들이 거리를 걷는 모습을 한 시간 동안 지켜보면, 그들이 팔과 다리, 엉덩이와 머리를 제멋대로 움직이거나 쓸데없이 힘을 주고 있는 모습이 보일 것이다. 나의 묘사가 틀린 말이 아님을 금방 알아챌 것이다.

그런데 이제 중요한 질문이 주어진다. 알렉산더 테크닉은 어떻게 '동원' 능력을 향상시킬까?

자제가 자유롭게 한다

이 질문에 답하려면 '자제(inhibition, 억제)'가 무엇인지 알아야 한다. 원래 생리학에서 사용되던 이 용어는 프로이드가 말하는 억압과는 관련이 없다. 알렉산더 테크닉에서 쓰는 '자제'는 억압과는 거리가 먼 것으로 오히려 자유와 관련이 있다. 신경계의 억제성 뉴런이라는 중요한 발견을 한 사람이 셰링턴이라면, 일상적인 움직임을 제어하는 자제의 '원리'를 발견한 사람은 알렉산더라고 할 수 있다. 자제는 알렉산더 접근법의 핵심이다.

알렉산더는 세계적인 훌륭한 생리학자였다. 그가 긴 라틴어 명칭들을 알거나 신경 근육의 미세한 활동을 설명하지는 못했을 것이다. 하지만 그는 전체적인 관점에서 운동 제어의 실제적인 지식을 동시대에 살던 누구보다 잘 알고 있었다. 일반적인 견해—생리학자들도 한때 공유했던 견해—는 신경학적 흥분(excitation)이 움직임을 제어하는 유일한 수단이라는 것이다. 우리가 어떤 행동을 하기 원하면, 근육을 수축해서 그 행동을 하고, 그걸로 끝이다. 하지만 사실은 그렇지 않은데, 이것이 인간 행동 영역에서 알렉산더가 첫 번째로 발견한 근본적인 내용이다. 그림 3.4에서 볼 수 있듯이 '흥분'뿐만 아니라 '억제(자제)'도 운동 제어에서 필수적인 요소다.

이는 7장에서 상세히 다룰 알렉산더의 '디렉션'에 관해 이해해

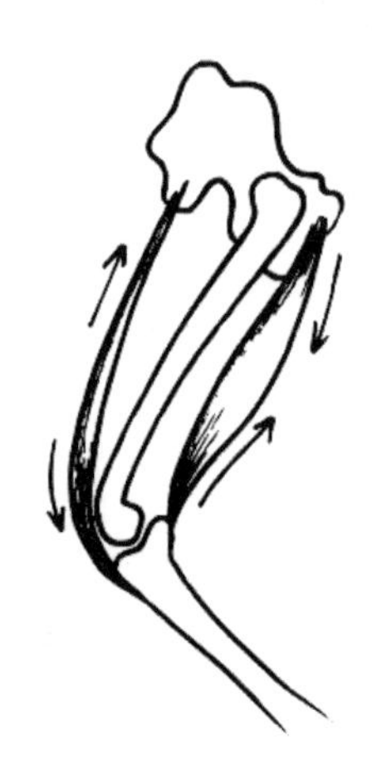

그림 3.4 다리를 구부릴 때 우리는 분명히 근육을 '흥분'시켜 수축되게 하지만(마주 보는 화살표가 보여 주듯이), 다리가 구부러지려면 또한 (서로 반대로 향하는 화살표가 보여 주듯이) 반대 근육군의 움직임을 '억제'해야 한다.

야 할 첫 번째로 중요한 내용이다. 디렉션은 우리가 평소에 움직일 때처럼 근육을 흥분시켜 특정한 결과를 얻기 위해 고안된 것이 아니다. 오히려 디렉션은 이미 진행 중인 결과가 지속되지 못하도록 방지하거나 억제하기 위해 고안되었다! 이 문장을 한 번 더 읽어 보라. 다음에 나오는 내용을 모두 이해하는 데 매우 중요하기 때문이다. 중요한 것은 부적절한 활동의 '억제(자제)'이지, 새로운 활동의 자극이 아니다. 알렉산더 용어 중에서 '자제'의 개념과 대략 비슷하다고 볼 수 있는 것이 '하지 않음(non-doing)'이다.

억제는 세포 수준에서 존재하다가, 신경계의 조직 수준부터 대뇌피질 통제 또는 자발적 통제의 수준까지 올라간다. 그러니 이제 세포 수준에서 시작하여 윗단계로 올라가는 신경계의 작동을 따라가 보자. 이때 우리의 목적은 모든 인체 체계의 기능을 향상시키기 위해 내재 근육계와 외재 근육계의 적색 근섬유와 백색 근섬유를 '동원'하는 능력을 '자제'가 어떻게 개선하는지 이해하는 것임을 기억하자.

운동 뉴런: 억제와 흥분

조그마한 장치인 운동 뉴런은 사실 인체 세포이며, 근육을 수축하거나 수축을 억제하게 하는 전기 신호를 전달한다. 흥분시키는 뉴런은 당연히 '흥분성(excitory)' 운동 뉴런이라고 하고, 억제시키는 뉴런은 '억제성(inhibitory)' 운동 뉴런이라고 한다.

원초적 수준의 뇌는 항상 움직임을 일으키려고 한다는 점을 고려하면 '억제성' 뉴런이 왜 필요한지 알 수 있다. 만약 우리 뇌에 자극의 일부를 억제하는 상위의 중추가 없다면, 근육계에 신경전기 자극이 엄청나게 퍼부어져서 몸이 극도의 경련을 일으키거나 전혀 움직이지 못하고 굳어 버릴 것이다. 신경계의 손상으로 이러한 억제가 이루어지지 않아 팔과 다리의 근육이 걷잡을 수 없이 수축되어 버리는 사람을 본 적이 있을 것이다.

우리 모두 매 순간 척수를 통해 이러한 자극들이 밀려들지만, 다행히도 대다수 우리는 수많은 억제성 자극이 이런 엄청난 흥분성 자극에 대응할 수 있다. 이런 식으로 우리는 활동을 균형 있게 조절한다. 하지만 엄청나게 많은 자극을 주고 나서 그중 절반을 억제해야 한다는 건 조금 이상해 보인다. 그렇지 않은가?

이 의문의 결과를 가장 잘 요약해 주는 것은 알렉산더가 관찰 끝에 내린 결론이다. 즉, 올바른 것은 저절로 이루어지며, "자신이 잘못하고 있을 때를 아는 것이 우리가 이 세상에서 알아야 할 전부다."

올바른 것은 저절로 이루어진다

어떻게 걸어야 하는지는 알 필요가 없다. 어떻게 걸으면 안 되는지만 알면 된다. 제어는 이미 이루어지고 있으며, 여기에 더할 것은 없다. 다시 말해, 우리는 그저 힘이 향하는 방향을 조정할 뿐, 힘을 만들지는 않는 것이다. 우리는 핸들로 조종할 뿐, 자동차를 밀지는 않는다.

유명한 공상과학 영화의 대사를 빌리자면, "힘은 당신에게 있다." 힘은 떠난 적이 없다. 힘은 늘 당신에게 있었고, 앞으로도 늘 있을 것이다. 우리의 문제는 '가짜 움직임(pseudo-movement)'의 복잡한 조합으로 그 힘을 억눌러 왔다는 것이다. 가짜 움직임은 우위를 점하려고 투쟁하는 '자연의 질서'를 강제로 억압한다. 우리가 잘못된 행위를 '자제'하는 법을 배우면, 바로 이 '자연의 질서'가 저절로 이루어진다.

이 중요한 진실을 이해하기 위해 '진흙으로 뒤덮인 거울'에 비유해 보자. 이 거울은 여전히 사물을 비출 능력이 있지만, 겉보기에는 그 능력을 잃어버린 것 같다. 하지만 거울의 진흙을 닦아 내면 비추는 능력이 '다시 나타난다.' 사실, 거울은 그 능력을 한순간도 잃어버린 적이 없다. 우아하고 편하게 몸을 사용하는 일도 이와 같다. 우아함과 편안함은 상실된 것처럼 보이고, 뻣뻣한 목과 긴장되고 무거운 몸, 여기저기 망가진 신체가 그 자리를 대신한 것처럼 보인다. 그러나 이 모든 것은 거울을 덮은 진흙일 뿐이다. 알렉산더가 학생들에게 이렇게 조언했듯이 말이다.

"착한 사람이 그러하듯, 우선 잘못된 행동을 멈추라."

하지만 오늘날 각양각색의 치료사들이 '자세 개선'을 위해 내놓는 수많은 조언은 여전히 이러한 생리학의 기초적 사실에 어긋난다. 우리는 어깨를 뒤로 젖히거나 꼬리뼈를 넣거나 가슴을 들어올리는 것과 같은 해로운 동작으로 몸을 '바로잡아야' 한다는 조언을 듣는다. 이러한 접근은 야만적이다. 우리 몸에 긴장을 증가시키는 모든 행동은 거울에 진흙을 더 펴 바르는 꼴이다! 우리가 불필요하고 해로운 수축을 모두 멈출 수 있다면, 보이지 않던 저변의 패턴이 다시 드러날 수 있다. 우리의 신경계는 몸을 잘 사용하는 방법을 배울 필요가 없다. 이미 알고 있기 때문이다. 우리는 단지 신경계의 일을 방해할 뿐이다.

우리의 신경계는 피로성 근섬유와 비피로성 근섬유를 적절하게 동원하는 방법을 '안다'. 거듭 말하지만, 이 능력은 타고난 것이기 때문에 우리가 방해하지 않고 그냥 내버려 두면 제 능력을 다시 발휘할 수 있다. 따라서 그동안 습관화된 부적절하고 해로운 몸 사용 패턴들을 알아내 자제할 수 있다면, 알맞은 근섬유 동원이 자연스럽게 이루어질 것이다. 그런데 왜 우리가 애초에 잘못 사용하게 되었는지 궁금하지 않은가? 우리의 운동 체계가 '이미 알고 있다면,' 왜 우리를 계속 올바르지 않은 길로 안내했을까? 왜 그것이 진흙으로 뒤덮여 있는 걸까?

우리는 그것을 '자아'로 덮는다.

가상의 '자아'

운동 발달을 가장 방해하는 것은 (생리학자의 관점에서는) 가상의 독립체인 '자아(self)'다. 이 '자아'의 정확한 위치는 아직 밝혀지지 않았지만 — 아마 생리학보다 종교의 영역에 더 가까울 것이다 —그럼에도 불구하고 생리학에서 자아는 우리가 운동 패턴을 발달시키는 방식에 큰 영향을 미친다. 대다수 문제는 이 '자아'에서 비롯된다.

갓 걸음을 뗀 아기는 아직 '자아'와 강하게 동일시하지 않기 때문에 운동 메커니즘을 방해할 가능성이 적다. 견해와 믿음이 없음은 물론이고 어른들과 달리 자아 정체성조차 분명하지 않은 아기들은 대뇌피질 혹은 상위 뇌 중추가 인체의 운동 발달을 방해하지 않는다. 이때 아기의 운동 발달에 유일하게 해로운 영향을 미칠 수 있는 것은 아기가 따라 배우는 대상이다.

우리는 부모가 걷는 모습을 보고 걸음을 배운다. 늑대가 키운

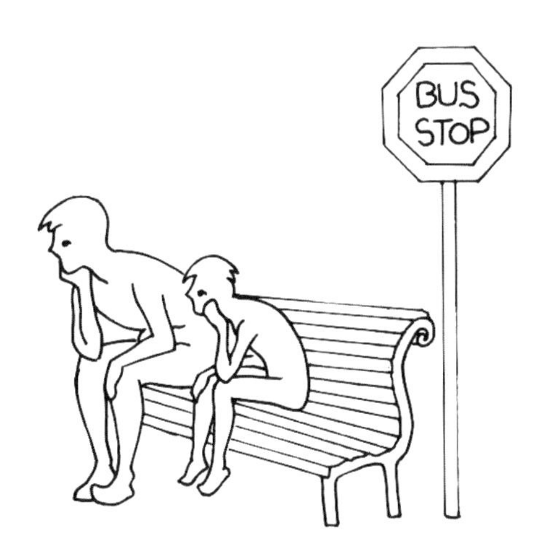

그림 3.5 아이들은 무의식적으로 부모를 흉내 낸다.

아이가 걸을 줄을 몰라 '늑대' 부모처럼 손과 발로 기어 다닌 사례가 있다. 아기 앞에 보이는 대상이 아기의 걸음에 깊은 영향을 미친다. 그림 3.5에서 볼 수 있듯이, 부모처럼 움직이는 어린이들은 유전이라기보다 학습된 행동이다. 하지만 걸음마를 뗀 아기의 독특한 움직임 패턴은 신경계의 초기 단계에서 구성 요인들이 합쳐져 나타난 결과다.

반사 작용과 신체 조정 프로그램

우리의 운동 패턴 중 일부는 매우 원초적이어서 뇌를 제거해도 작동할 것이다. 적어도 잠시 동안은 말이다. 걷기는 노력하여 배우지 않아도 '저절로 이루어지는' 원초적인 '반사 작용' 활동이 아니다. 걷기는 여러 단계의 신체 조정 활동으로 구성된 복잡한 운동이지만, 원초적 반사 작용도 사용된다. 생리학에서 '반사 작용'은 일상생활에서 쓰이는 의미와는 조금 다른 특정한 의미를 지닌다. 그 의미를 제대로 다루려면 이 책이 필요 이상으로 복잡해지므로 여기서 설명하지는 않겠다.

대신, 우리에게 좀 더 익숙한 클래식 협주곡에 비유하여 얘기해 보자. 여기서 '협주곡'은 '걷기'를 비유한 것이다. 협주곡은 걷기처럼 굉장히 복잡하지만, 분석해 보면 여러 악장으로 나뉠 수 있고, 각 악장은 여러 악절로 이루어지며, 악절들은 멜로디와 화음의 조합인 주제로 이루어진다. 멜로디는 특정 순서로 배치된 일련의 음표로 구성되며, 화음은 특정한 조합으로 연주되는 음표들이고, 대개 멜로디와 화음이 함께 연주된다. 협주곡의 모든 부분은 음표로 구성된다. 거의 모든 부분이 화음과 멜로디를 갖고 있다. 주제는 다른 악장에서도 반복되고, 악장들은 전체적으로 '알레그로', '아다지오'처럼 각기 빠르기가 다르다. 꽤 복잡하다. 그렇지 않은가?

걷기는 이와 조금 비슷하게 구성된다. 원초적이고 자동적인 반사 작용은 협주곡의 '음표'에 비유할 수 있고, 가볍게 뛰며 나아가기, 한 발로 깡충깡충 뛰기, 달리기는 악장의 여러 속도에 비유할 수 있다. 이것들이 모두 걷기라는 주제의 변주다. 이런 악장들 안에 악절들이 있는데, 이를테면 몸을 똑바로 세운 상태에서 한 다리를 들었다가 다른 다리를 들어 올리는 움직임이 여기에 해당할 것이다. 그리고 이러한 악절은 각기 다른 '멜로디'와 '화음'을 가질 것이다. 예를 들어, 한쪽 발을 더 멀리 뻗어 딛는 사람이 있는가 하면, 왼쪽으로 더 많이 비틀면서 걷는 사람도 있을 것이다. 이런 차이점은 다른 악장들에서도 계속 반복되는 주제들이다.

예를 들어, 어떤 주제는 내가 어떤 식으로 손을 움직여 머리를 만지는지 낱낱이 보여 주는데, 그 모습을 보는 사람들은 모두 내가 노심초사하는 것 같다고 생각하게 된다. 내가 머리를 만지는 모습을 보고 모든 사람이 나를 진짜 게으름뱅이라고 생각하게 되는 또 하나의 주제가 있을 수 있다. 하지만 두 가지 움직임은 매우 비슷한 '음표'와 '화음'으로 구성된다. 즉, 모여서 독특하고 복잡한 움직임(악장)을 만들 수 있는 더 작은 부분(악절)들이 있으며, 여기에서 신경계의 상위 중추가 진가를 발휘한다.

우리는 이 부분(악절)들의 세세한 부분을 의식적으로 통제하지 않는다. 그저 우리 식대로 구성할 뿐이다. 우리는 이 모든 활동을 이루는 화음과 음표를 수행(연주)할 수 있는 능력을 타고났다. 따라서 우리가 할 일은 이것들을 올바른 조합으로 합치는 법을 배우는 것이다.

예를 들어, 한 발에 체중을 전부 실으면 구조적으로 그 발의 일부 근섬유가 늘어난다. 그 결과 '늘임 반사 작용'이라는 반응이 일어난다. 이는 전기가 발생하는 것과 같다. 발의 무게가 '전기'를 유발하고, 이 '전기'가 다른 반응을 유도하는 요인이 되어, 마치 물결처럼 몸을 타고 올라가 머리와 목까지 번지게 된다. 결과적으로 우리의 펴짐근들은 똑바로 서 있는 자세를 유지하게 해 준다. 그렇지만 이 과정은 우리가 걸을 때 일어나는 일들과 비교하면 참으로 단순하다.

걷기는 인체 신경계의 상위 조직 수준에서 작용하는 시행착오 체계 전체를 작동시킨다. 그러나 신경계의 상위 수준에서 자세나 움직임이 구조화될수록 이들은 유기적으로 더 잘 결합할 수 있게 된다. 우리가 몸을 '잘못 사용'하게 되는 주요 원인은 우리가 흉내 내는 대상의 비효율적인 움직임이다.

부모를 흉내 내는 것은 아이의 입장에서는 사려 깊은 행위다. 걸을 때 오른쪽으로 몸을 비틀 필요는 없지만, 어머니가 그렇게 움직이는 모습을 본 아이는 걸을 때 그렇게 비트는 동작을 추가할 것이다. 이러한 사용 패턴은 자아 정체성의 중심에 자리 잡기 때문에 바꾸기가 매우 힘들다. 인생의 모든 기초가 형성되는 이 시기에 유지 근육의 기본적인 유지 패턴이 영구적으로 뒤틀려서 굳어 버릴 수도 있다.

몸 사용의 감정 패턴

현대 심리요법 이론에서는 우리의 근육에 감정이 저장된다고 말한다. 그리고 이 전제를 기초로 많은 몸 치료사들이 이렇게 저장된 감정을 해방시키려 하며, 인체 근육에 오랫동안 갇혀 있던 생각과 느낌을 놓아 보내려 한다. 감정을 저장하고 있는 인체의 측면은 유지 근육에 해당할 수 있으며, 이로 인해 드러나는 특징적인 주제(그림 3.1을 보라)는 우리의 성격을 형성한다.

우리가 모방하는 대상이 잘못되어 있다면 우리의 시작은 엉망이 될 것이고, 이는 걸음마를 뗀 유아기에서 멈추지 않을 것이다. 우리가 나이를 먹고 자아 정체성이 더 강해지다 보면, 잘못된 생각이 만들어지고, 결국 이것이 몸의 움직임을 이끌 것이다. 내가 가르친 한 여성은 심한 허리 통증이 낫지 않았는데, 가슴이 컸던 그녀는 창피해하면서 계속 가슴을 웅크리며 크기를 감추려고 했다. 그녀가 자신의 큰 가슴을 감추지 않고 받아들이려 하자, 처음에는 몹시 불편한 감정이 일어났는데, 충분히 받아들이기 전에는 요통이 계속되었다. 그러다가 마침내 가슴을 있는 그대로 받아들이자마자 통증은 사라지고 밝고 새로운 느낌이 생겨났다.

또 다른 예로, 자신의 키가 너무 크다고 생각해서 자꾸 몸을 움츠리려 할 수도 있다. 자신이 바라지만 그릇된 자기 이미지에서 비롯된 이 행동은 온갖 해로운 동작 습관을 발생시켜, 인체의 근본적인 균형을 방해하고 결국에는 커다란 악영향을 끼치게 된다. 갑자기 우리의 근육계가 '자아'가 만들어 낸 가상의 몸에 맞추라고 요구받는 것이다. 나는 이것이 인간만의 특이한 현상이라고 생각한다. '나는 키가 너무 커.'라고 생각하며 거리를 돌아다니는 고양이는 그리 많지 않을 테니 말이다.

이런 방식으로 우리는 계속 더하고, 비틀고, 뒤틀고, 들어 올리며, 대개는 몸의 형태나 동작을 바꾸어 자신을 보호하려고 한다. 특히 감정적인 지원을 받지 못하거나 폭력적인 환경에 있을 때 그러하다. 어떤 사람은 '웅크린 자세'가 아예 영구적인 조정 패턴으로 굳어 버린 경우도 있다. 이러한 모습의 개를 종종 본 적이 있을 것이다. 한때 폭력적인 환경에서는 이 자세가 적절한 반응이었지만, 정서적 환경이 변한 지 오래된 지금도 이 자세를 계속 취하는 이유는 타인들에게 과거에 예상되었던 반응을 스스로 투사하기 때문이다. 이러한 습관화된 '웅크림' 반응의 덫에 걸린 채로 오랜 세월이 지나면, 이 불필요한 가짜 반응이 더이상 무시할 수 없는 신체적(그리고 정신적) 문제들을 일으키기 시작한다.

알렉산더 레슨은 움직임으로 나타나는 이 가짜 반응들을 의식하고 알아차리게 해서 놓아줄 수 있게 한다. 뭔가를 더 하려고 해서는(예를 들어, 어깨를 더 펴려고 애쓰는 것) 결코 이런 문제를 해결할 수 없다. 웅크리지 않으려고 노력하는 또 다른 습관을 만들기보다는 웅크리는 습관을 버려야 한다.

알렉산더는 말한다.

> "…… 당신은 하지 않겠다고 결정하는 대신, 자신이 그렇게 하지 못하도록 막으려 한다. 그런데 이는 그렇게 하기로 결정하고 나서, 자신이 그렇게 하지 못하도록 막기 위해 근육을 긴장시킨다는 뜻이다."

우리가 몸을 사용하는 근본적인 패턴은 절대로 상실되지 않는다. 단지 왜곡된 습관이 그 패턴 위에 너무 많이 덧씌워져서, 균형 잡힌 몸 사용으로 되돌아가게 하려는 모든 메시지를 차단하고 있을 뿐이다. 우리 몸의 균형을 회복하기 위한 시도의 중심에 '자제'가 자리 잡으려면, '그렇게 하지 않겠다'고 결정해야 한다.

알렉산더 테크닉은 불필요한 활동을 하지 않게 하는 것과, 회복될 수 있도록 자기 자신에게 지시하는 것이 묘하게 섞여 있다. 알렉산더가 고안한 '디렉션'은 단순히 몸을 내버려 둘 때 몸이 어떻게 스스로 조절하게 되는지를 알려 준다. 그리고 우리 가상의 '자아'가 간섭하고 방해하는 행위를 멈출 때 이런 일은 저절로 일어난다. 아이러니하게도 이 '자아'는 문제를 일으키는 주요 원인이지만, 다시 돌아갈 방법을 찾는 데도 열쇠가 된다.

....

만약 당신이 바로 직전 단락을 다시 읽어야 했다면, 이제 알렉산더 레슨을 설명할 때가 된 것 같다. 다음 장에서는 레슨이 어떻게 진행되는지 전반적으로 살펴보고, 교사들이 사용하는 여러 가지 방식, 교사를 처음 선택하는 방법, 자신에게 효과적인 방식을 판단하는 방법 등을 설명할 것이다.

4
알렉산더 레슨

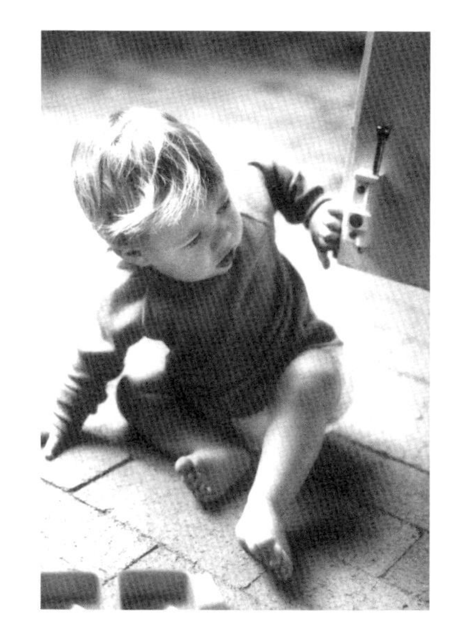

"연구를 해 보면 우리가 이 테크닉에서 하는 행위 하나하나가 정확히 알맞은 조건의 자연에서 이루어지는 것임이 밝혀질 것이다. 차이점이라면, 우리는 그것을 의식적으로 배운다는 것이다!"

_F. M. 알렉산더

사람들이 레슨을 받는 이유는 보통 세 가지다. 첫째, 지금까지 가장 많았던 이유는 치유가 필요해서다. 허리가 안 좋거나, 과사용 증후군이 있거나, 일반적인 스트레스와 긴장 등이 치유가 필요한 이유일 수 있다. 둘째는 직업적인 이유다. 음악가나 배우, 가수, 운동선수, 그 외의 탁월함을 추구하는 사람들이 알렉산더 레슨으로 기술 향상에 굉장한 도움을 받았다. 셋째, 자신을 개선하려고 오는 사람들이 있다. 그들은 몸의 균형이 무너진 것을 스스로 인식하며, 몸을 쓸 때 서툴고 미숙하다고 느껴 자세와 동작, 자신감을 향상시키고 싶어 한다.

명확한 목적과 강한 동기는 레슨의 성공을 결정하는 주요 요인이다. 그리고 어떤 교사를 선택하는지도 중요하다. 레슨을 받으려는 이유가 무엇이든 자신에게 맞는 교사를 찾는 일이 대단히 중요하다. 우리는 모두 다르기 때문에 모든 교사가 모든 사람에게 적합할 수는 없다. 모든 사람이 당신의 친구가 될 수는 없는 것처럼 말이다.

5장에서 알렉산더에 뿌리를 둔 여러 교육 계보를 대략 설명할 것이다. 이를 알면 결정을 내리는 데 조금 도움이 되겠지만, 결국 정말로 중요한 것은 교습 스타일이 아니라 사람이다.

두 번째로 고려할 사항은, 많은 교사가 늦은 나이에 훈련을 받기 때문에 다른 전문 기술을 갖고 있는 경우가 많다는 점이다. 예를 들어, 많은 음악가가 문제를 느끼고 알렉산더 레슨을 받기 시작해서 나중에 알렉산더 교사가 되기도 한다. 당신에게도 이런 일이 벌어질 수 있다. 당신이 연주가라면 당신의 연주 활동에 필요한 것이 무엇인지 아는 교사에게 가는 편이 더 좋다. 나는 알렉산더 교사가 되기 전에 배우였다. 그래서 배우들이 등장인물의 성격 묘사를 할 때 부닥치는 특유의 문제를 전문적으로 다룬다. 다른 교사들은 승마선수, 운동선수, 상담가 등 배경이 다양하므로, 특히 교사를 선택할 때 배경을 물어보면 도움이 된다.

알렉산더 교사들은 다음번 약속 없이 첫 번째 레슨을 할 것이다. 만약 그러지 않는 교사라면 나는 그에게 가지 않을 것이다. 첫 레슨 때 당신의 상태와 레슨 비용, 레슨의 빈도와 총횟수, 예상 결과를 물어볼 수 있다. 또한 교사에게 레슨을 받으며 편안한지도 평가해 볼 수 있다. 각 사항에 대해 더 자세히 알아보자.

교사 선택하기

알렉산더 레슨은 매우 개인적일 뿐 아니라 친밀하기까지 하다.

당신이 교사에 대해 많은 것을 알지 못하더라도 교사는 당신에 대해 상당히 많은 것을 알게 될 것이다. 교사가 당신에게 개인적인 이야기를 하도록 요청해서 알게 된다는 말이 아니다. 알렉산더 교사는 상담사가 아니라 교육자다. 그래서 교사가 당신에게서 개인적인 이야기를 듣지는 않겠지만, 레슨의 성질 자체가 삶에 대한 당신의 핵심적인 관점과 접근법을 드러내게 된다. 당신은 평생의 습관을 바꾸기 위해 레슨을 받는 것이고 또 그리되어야 한다. 레슨에서 드러나는 것은 치료 요법에서처럼 당신이 살면서 경험한 내용이 아니라, 삶을 대하는 당신의 특유한 방식이다. 즉,

당신이 상황을 어떻게 풀어 가고, 성공과 실패를 어떻게 받아들이며, 어떨 때 긴장과 공포에 휩싸이고, 도전에 어떻게 대응하는지가 드러나는 것이다.

나는 개인적으로 셀 수도 없을 만큼 많은 교사의 레슨을 경험했다. 내가 더 나다워졌다는 느낌을 받도록 도와준 교사들이 있는가 하면, 내게 좋은 인상을 주지 못한 이들도 있었다. 거의 효과가 없던 교사들도 있었지만, 내가 평소에 접할 수 없는 깊은 감정으로 이끌어 준 이들도 있었다.

교사가 학생에게 미치는 영향은 세 가지 요인에 좌우된다.

1. 교사의 기술
2. 학생의 수용 능력
3. 교사와 학생의 궁합

교사의 기술

5장에서 다양한 성격에 맞는 다양한 교습 방식을 알아보겠지만, 가장 중요한 질문은 '뭔가를 배웠는가?'이다.

알렉산더 레슨은 교육의 과정이다. 그래서 뭔가를 배우라고 너무 많이 요청하지는 않는다. 첫 레슨에서도 그렇다. 어떤 교사들은 알렉산더 레슨이 매우 복잡하고 경험에 많은 기반을 두므로 한 번의 레슨으로 뭔가를 배울 수 있다고 기대하는 것은 순진한 생각이라고 주장할 것이다. 나는 이 의견에 동의하지 않는다. 마

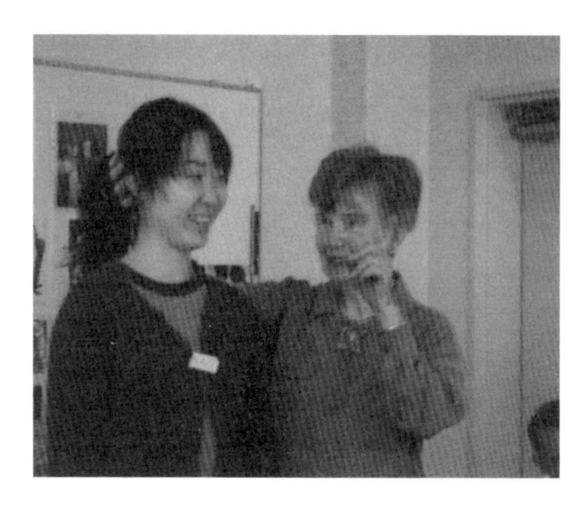

엘리자베스 워커가 2002년 일본에서 알렉산더 테크닉을 가르치고 있다. 당시 그녀는 알렉산더가 1955년에 사망하기 전 그에게 직접 교육을 받은 세계에서 몇 명 남지 않은 교사 중 하나였다. 아키히로 타다의 사진.

저리 선생님 덕분에 나는 알렉산더 레슨이 단순하다는 혁명적인 견해를 갖고 있다. 복잡한 것은 우리의 오래된 습관이다!

하지만 알렉산더 레슨에서 이루어지는 배움은 머리만 쓰는 것이 아닐 수 있으며, 존재론적인 것일 수 있다. 알렉산더 테크닉의 핸즈온(hands-on)은 당신의 존재에, 자아감에 영향을 미친다. 교사가 손을 얹으면, 당신은 자신이라고 상상하던 사람이 아닌, 있는 그대로의 당신 자신이 된다. 이는 우리가 일반적으로 알고 있는 배움의 개념을 뛰어넘는 패러다임의 전환이다.

물론, 모든 레슨이 이렇게 심오하지는 않을 것이다. 그저 단순한 것을 배울 수도 있다. 예를 들어, 자신이 머리를 항상 뒤로 당기고 있고, 그래서 목이 뻣뻣해진다는 것을 배울 수 있는 것이다.

어떤 면에서는 이것이 '대단한 경험'보다 실용적 가치가 더 있을 수 있다. 어느 쪽이든 교사는 학생에게 무언가를 전달할 수 있어야 하고, 학생이 뭐가 뭔지 도통 모르는 상태로 놓아두지 않을 수 있어야 한다. 우리가 사람이기 때문에 알렉산더 레슨이 언제나 조금은 불가사의한 부분이 있겠지만 말이다.

학생의 수용 능력

이것이 생각보다 중요한 이유는, 알렉산더 레슨의 성공이 학생의 수용 능력에 정비례하기 때문이다. 좋은 알렉산더 교사는 사실 학생에게 아무것도 '하지' 않는다. 겉보기에는 그들이 무언가를 하는 것처럼 보이고 느껴지더라도……. 앞으로 계속 설명하겠지만, 교사는 학생의 신경계가 특정한 방식으로 작용하도록 유도한다. 이것이 성공하려면 학생이 협력해야 한다. 만약 학생이 냉소적인 태도로 문제점과 부정적인 결과의 증거를 찾고자 한다면, 아마도 찾아낼 것이다.

알렉산더 레슨은 매우 미묘해서 감지하기 어렵다. 그래서 처음 접한 사람 중에는 아무 일도 일어나지 않으니 완전히 엉터리라고 생각하는 사람도 있다. 분명히 말하지만, 젊었을 때 나는 내 학생들이 그렇게 생각할까 봐 두려웠다! 알렉산더 테크닉을 훈련받은 한 친구는 레슨을 받기 시작해서 첫 1년 동안에는 별다른 느낌을 받지 못했다고 말했다. 그러니 이러한 일이 당신에게도 일어날 가능성이 조금은 있다. 하지만 당신의 마음이 닫혀 있다면, 무슨 일이 일어나는지를 잘 느끼지 못할 것이고, 그래서 '새로운 경험'과 '디렉션 주기' 따위의 이야기들이 헛소리라고 생각할 수도 있다. 앞서 말한 나의 친구가 알렉산더 레슨을 포기하지 않고 계속 받은 까닭은 분명히 얻을 게 있다는 믿음이 있었고, 무용수로서 그것을 반드시 얻고야 말겠다고 결심했기 때문이다. 동기가 가장 중요하다.

예전에 나는 스스로 원해서가 아니라 보험사 혹은 직장 상사의 요구로 레슨을 받는 학생들을 가르친 적이 있다. 이는 좋은 생각이 아니었다. 이런 학생들을 가르치기가 가장 힘든 이유는, 그들이 레슨을 원하지 않기 때문이다. 당신은 그들 중 다수가 심한 통증에 시달리므로 어떤 도움이든 절실히 받고 싶어 할 것이라고 생각할 수 있다.

나 역시 오래전에 그러한 프로젝트를 맡았을 때 순진하게도 그렇게 생각했다. 그 당시 나는 그런 경험을 통해 많은 교훈을 얻었고, 이제는 매번 학생들이 레슨에서 정확히 무엇을 원하는지 정리해 보도록 도우려 한다. 학생들이 원하는 것은 저마다 매우 다르며, 나의 교습 방식에 영향을 미치기 때문에 중요하다. 나는 당신이 교사를 찾아가기 전에 간단하고 작은 단계로서 이를 충분히 생각해 보고, 교사를 처음 만났을 때 이에 대해 대화해 보기를 강력히 권한다.

교사와 학생의 궁합

듣기를 원하는 사람이 있는가 하면 전혀 그렇지 않은 사람도 있다. 교사를 기쁘게 해 주려는 학생이 있는가 하면 전혀 신경 쓰지 않는 학생도 있다. 우리는 모두 다르며, 알렉산더 교사들의 교수법도 이를 보여 준다. 별별 종류의 교사와 교습 방식이 존재하는 것이다.

만약 당신이 진행되는 수업 내용을 그저 받아들이고 듣기를 좋아하는 사람이라면, 학생을 늘 재촉하는—특히 그래서 불안하게 만드는—교사 곁에는 머물지 말기 바란다. 레슨을 받으며 불안감을 느낀다면, 어떤 것도 배울 수 없는 상태에 있기 때문이다. 한때 나는 지금보다 훨씬 저돌적인 방식으로 가르쳤는데, 학생들에게 지금 무슨 일이 일어나고 있다고 생각하는지 말해 보라고 독려함으로써 그들이 스스로 책임감을 갖고 수업에 임하도록 요구했다. 그러나 나중에는 학생들의 공포 반응을 자극하는 것이 책임감을 갖게 하는 좋은 방법이 아님을 깨닫고, 부드러운 수업 방식을 취하면서 좀 더 인내심을 갖게 되었다.

교사가 당신을 참을성 있게 대하는가? 당신이 실수할 여지와 시간이 있다고 느끼는 것이 중요하다. 그렇지 않다면 당신은 교사의 비위를 맞추려고 할 텐데, 이는 알렉산더 레슨에 치명적이다. 알렉산더 레슨에서는 평생 쌓은 습관을 바꾸는 방법을 배우는데, 그러기 위해서는 지지받는다고 느끼는 것이 중요하다. 하지만 지지는 개인적인 관점에 따라 매우 다양한 방식으로 나타날 수 있다.

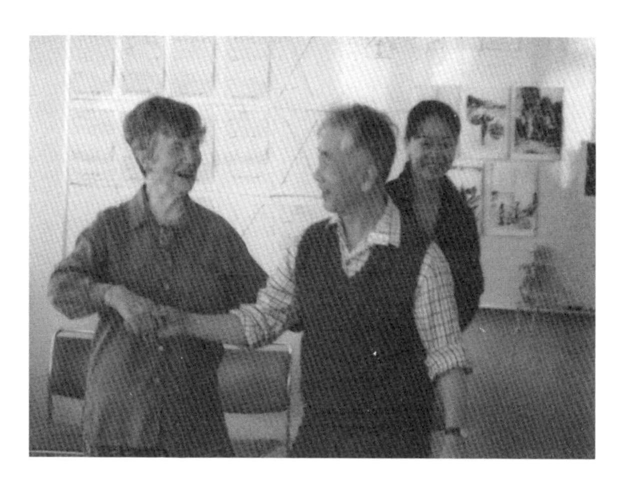

엘리자베스가 통역사 유즈루 카타기리와 즐겁게 수업하는 장면.
알렉산더 레슨에서는 언제나 실수할 여지와 시간이 있다고
느껴야 하고, 실수를 즐겨야 한다! 아키히로 타다의 사진.

예를 들어, 나는 삽을 삽이라고 하듯이 솔직히 말하는 교사를 좋아한다. 나의 선생님이었던 마저리가 그러했다. 그녀는 내가 어느 선을 넘어서면 찰싹 때리기까지 했다! 대개는 장난스러웠지만 때로는 진지했고, 그럴 때면 나는 꾸중을 듣고 맞기까지 했다. 그런데 많은 사람은 그런 방식을 수용할 수 없었다. 설령 감정적으로는 괜찮다 해도 이념적으로는……. 그들은 마저리 선생님의 그런 행동이 잘못이라고 생각했다. 하지만 나는 그런 식으로 반응하지 않았다. 우선, 나는 1899년에 태어난 선생님이 나와는 매우 다른 가치관을 갖고 자랐다는 걸 깨달았다. 둘째, 더 중요한 점이었는데, 마저리 선생님의 행동이 순전히 나의 배움을 도우려는 열망에서 나온 것임을 알고 있었다. 나 역시 배우기를 원했다. 그

녀가 때리는 손에는 분노가 없었고 오직 연민뿐이었다. 그래서 문제 될 것이 없었다. 아프지도 않았고 사실 나는 무척 재미있다고 생각했다. 우리는 함께 웃었다.

알렉산더는 레슨에 집중하지 않는 사람들을 교실 밖으로 내쫓기로 유명했다. 요즘은 그런 일이 벌어진다는 이야기를 들어 보지 못했다. 교사가 고소를 당할 수도 있겠지만 나는 그런 도전을 기꺼이 즐겼다. 아마 당신은 그러지 않을 수 있다. 내가 아마 비뚤어진 것일 수도 있다. 어쩌면 그럴지도 모른다. 이는 옳고 그름을 판단하는 문제가 아니라, 지금 당신에게 어떤 방식이 효과가 있느냐의 문제다.

알렉산더 교사들도 사람인지라 보통 사람들처럼 불안정할 수 있으니 교사와 궁합이 잘 맞는지 확인해 보아야 한다. 잘 맞는다면 레슨을 받을 때마다 더 깊은 경험을 할 것이다. 그렇지 않다면 학생이 언제나 자신을 다소 방어하려 할 텐데, '방어'란 일종의 긴장이 아니고 무엇이랴. 알렉산더 레슨은 다른 수업들과는 다르므로 정식 레슨으로 들어가기 전에 적합한 교사를 만나는 것이 중요하다.

교사의 핸즈온

교사는 당신을 터치(touch)할 것이다. 지속적으로. 그럴 때 당신은 어떤 느낌을 받을까?

이러한 터치가 얼마나 특별한지를 보여 주는 이야기가 있다.

수년 동안 나는 여러 말한테 알렉산더 핸즈온(hands-on) 기술을 많이 실험했다. 실제로 대다수 말이 핸즈온을 좋아했다. 말들은 핸즈온을 계속해 달라며 내 코와 입에 머리를 비벼 댔다. 마음이 따뜻해지는 경험이었다. 하지만 한 가지 의문스러운 점이 있었다. 말들은 부상을 입은 자리에 핸즈온하는 것을 싫어했다. 이상하게도 말들은 내가 부상 입은 부위를 어루만지거나 쓰다듬으면 가만히 있다가도, 알렉산더 핸즈온을 하려고 하면 몸을 일으켜 가 버렸다. 그들은 마치 알렉산더 핸즈온이 평소처럼 쓰다듬어서는 결코 할 수 없는 방식으로 몸속까지 영향을 줄 수 있다는 걸 본능적으로 아는 것 같았다.

알렉산더 핸즈온은 정말로 신체 내부에까지 영향을 미친다. 핸즈온은 자동화된 신체 사용 프로그램을 조정하며, 숙련된 교사가 실시한다면 학생은 이런 일이 자기도 모르게 일어난다고 느낄 수 있다. 교사의 숙련도가 높을수록 학생은 스스로 생각할 필요가 없어진다. 말년에 이른 알렉산더의 일화가 있다. 레슨을 마치고 걸어 나오던 그는 자신의 손을 보면서 이런 식의 말을 했다고 한다. "학생들은 더이상 생각할 필요가 없군. 내 손이 다 해 주니까."

나는 수년 동안 정기적으로 알렉산더 교사들을 교육해 왔다. 그들이 핸즈온을 시작할 때 맨 먼저 배우는 수업 중 하나는 학생들에게 손을 쓸 수 있는 세 가지 방식을 구별하는 것이다.

1. 듣기

2. 초대하기

3. 말하기

이 세 가지를 차례로 분석하면 유용할 것이다. 학생들은 교사가 손으로 무엇을 하려는지 이해하면 도움이 될 것이다. 이는 매우 독특하다.

듣는 손

모든 교사가 이렇게 하는 법을 훈련해야 한다. 레슨을 받아 본 적이 한 번도 없는 사람에게는 설명하기가 어렵지만, 내 생각에 가장 좋은 비유는 다음과 같다. 그림 5.1처럼 물체가 자체의 축을 통해 균형을 유지하도록 당신이 양손을 써서 돕고 있다고 상상해 보라. 당신은 물체의 어느 쪽도 손으로 받치고 있지 않아야 한다. 물체를 한쪽으로 밀어 기울어지게 해서도 안 된다. 반대쪽으로 넘어질 것이기 때문이다. 그래서 당신과 물체는 둘 다 독립적인 균형을 유지한다.

동시에, 당신과 물체 사이에 독립성이 있으므로 역설적으로 균형의 '상호의존'이 일어난다. 예를 들어, 물체가 균형을 잃고 쓰러질 때마다 당신이 부드럽게 바로 세운다. 당신이 너무 많이 밀어서 물체가 반대 방향으로 쓰러지려고 할 때마다 당신은 다시 바로 세워야 한다. 이렇게 계속 바로 세울 수 있으려면 물체의 균형에 귀를 기울여야만 한다. 변화를 더 빨리 감지해서 대처할수록

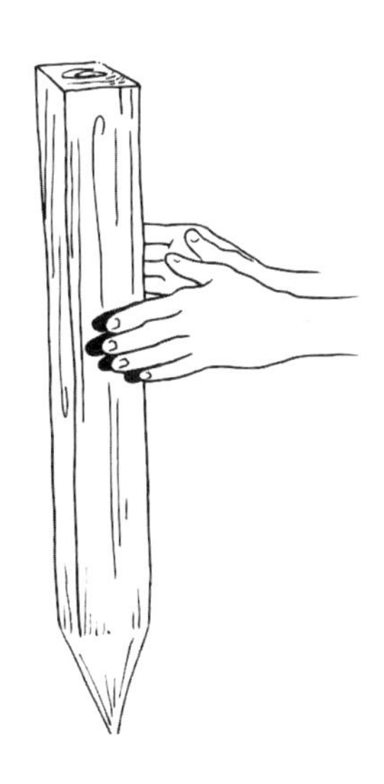

그림 4.1 듣는 손. 물체가 한쪽으로 기울어지면, 물체가 자체의
무게를 감당하지 못하고 너무 많이 쓰러지기 전에,
당신은 이를 감지하고 대응하여 균형을 유지할 수 있다.

힘을 덜 들이며 바로잡을 수 있다.

알렉산더 교사들은 이런 식으로 당신의 몸 사용 방식에 귀를 기울이도록 훈련받는다. 그들은 몸을 움직이는 동안 끊임없이 일어나는 미세한 균형의 변화들에서 놀랄 만큼 많은 정보를 얻으며, 이 정보를 가지고 자기 기술의 두 번째 측면을 활용하는 단계로 나아간다.

초대하는 손

이 책을 7장까지 읽다 보면, 당신이 서 있을 때 신체의 여러 부분을 조화롭게 움직이게 하는 다양한 디렉션에 익숙해질 것이다.

서 있는 것은 하나의 활동이며, 조정을 반복하는 과정이다. 알렉산더 테크닉에 관해 호의적인 발언을 했던, 노벨상 수상자이자 20세기 초의 신경생리학자인 찰스 셰링턴 경은 서 있는 인간은 언제나 재앙의 위기에 처해 있다고 지적했다. 막 걷기 시작한 아기의 첫걸음이 그 증거다. 미국의 어느 현대 무용수는 그것을 '내적인 춤(the inner dance)'이라고 부른다.

그래서 알렉산더 교사들의 손은 당신이 늘 추고 있는 내적인 춤을 귀 기울여 듣는다. 당신의 머리는 뒤로 젖혀지고, 목이 아래로 눌리며, 가슴우리(흉곽)가 무너지고, 허리가 휘며, 엉덩이가 앞쪽으로 밀리고, 무릎이 뻣뻣하게 굳어 있다. 이러한 큰 동작들에 담긴 다양하고 미세한 온갖 변화를 다 설명하자면 아주 많은 말이 필요할 것이다.

당신의 현재 몸 사용 패턴을 이해한 교사는 자신의 손을 이용해 당신의 신경계에게 직접 말을 걸면서, 신경계가 몸에 지나친 하방 압력과 긴장을 주지 않는 다른 종류의 내적인 춤을 추도록 초대한다. 이것은 꽤 복잡한 초대가 될 수 있다. 왜냐하면 매 순간 수백만 개의 운동 뉴런이 수백만의 근섬유를 자극하여, 끊임없이 변하는 수백만의 조건에 반응하게 하기 때문이다. 알렉산더 교사들의 손이 말을 걸 수 있다는 것 자체가 놀라운 일이다! 알렉산더 교사가 이 기본적인 기술을 손에 익히려면 3년 동안 훈련해야 한다. 이 기술을 완벽히 익히는 데는 평생이 걸린다.

교사가 자신의 손이 초대하듯 당신 스스로 몸을 조정하라고 대놓고 요구하지 않는 이유는 뭘까? 스스로 조정하는 편이 핸즈온이니 뭐니 하며 요란을 떠는 것보다 더 빠르지 않을까? 실제로 우수한 교사는 그렇게 할 것이다. 다만, 당신이 조정 감각을 경험하도록 자신의 손으로 유도한 후에만 그렇게 할 것이다. 그 이유는 간단하다. '당신'은 자신을 조정하는 사람이 아니기 때문이다. 다음을 생각해 보라. 이 책을 읽는 동안 당신은 머리와 목, 가슴, 골반, 팔, 다리, 턱에서 매 순간 일어나는 미묘한 움직임과 변화를 정말로 통제하거나 감지하는가? 지금 일어나는 모든 일을 전부 느낄 수 있는가? 물론 아닐 것이다. 우리는 지금 어떠한 일이 벌어지는지 모른다. 실제로 알렉산더가 말했듯이, "우리는 자신을 어떻게 사용하는지 개나 고양이보다도 모른다."

무언가가 이 내적인 춤을 이끌고 있는데, '자신'이 아니라면 누가 그러는 것일까? 물론 그러는 이는 자신이지만, 우리 대부분이 자신이라고 여기는 자신의 의식과 의지는 아니다. 이 내적인 춤은 의식 수준 혹은 대뇌피질 수준 이하의 뇌 중추들이 통제하는데(혹자는 잠재의식 자아라고 부를지 모른다), 기저핵, 중뇌, 소뇌가 이 중추들의 이름이다. 다행히도 이 중추들은 제안을 거부하지 않으므로 알렉산더 교사들의 손이 함께 어우러져 춤을 추자고 초대한다. 일이 잘 풀려서 당신이 이 초대에 응하면, 당신은 곧 신체의 변화를 느낄 것이다. 알렉산더 교사가 당신을 초대해서 경험하게 하는 것이 이러한 감각이다.

말하는 손

만일 교사의 손이 당신의 마음을 끌지 못한다면, 당신은 움직이지 않을 것이다. 따라서 당신의 협력이 매우 중요하다. 알렉산더의 유명한 핸즈온 기술을 가진 교사는 세계에 몇 명 되지 않는다. 알렉산더는 머리 위에 한 손을 얹는 것만으로도 학생을 의자에서 일으킨 다음, 순전히 손의 디렉션의 힘으로 말 그대로 서게 할 수 있었다. 내가 듣기로, 그는 학생이 의식할 새도 없이 기적처럼 그를 의자에서 빨아올리는 것 같았다고 한다.

나는 아직 그러한 경험이 없지만, 교사의 손이 강한 효력을 지녔다면 그 손은 당신에게 어떻게 하라고 말한다. 그러면 당신은 아무것도 하지 않는 것 같은데도 몸이 변화하는 놀라운 결과를 볼 수 있다. 이는 매우 경이로운 느낌이며 사람들이 레슨에 중독되는 이유이기도 하다. 그럴 때는 정말 기분 좋게 느껴진다.

하지만 말하는 손은 강요하는 손이 될 수 있다. 그래서 나는 모든 예비 교사들에게 이 점을 주의하라고 경고한다. 자신이 적합하다고 생각하는 움직임 패턴으로 학생을 끌고 가려는 교사를 만나는 건 그리 유쾌한 경험이 아니다. 교사가 당신을 제대로 보지 못한다는 느낌이 드는 레슨이라면 떠나도 괜찮다. 교사가 인내심이 없거나, 조금 지배하려는 기질이 있거나, 옳고 그름에 대한 자신의 생각에 사로잡혀 있다면 그런 일이 벌어질 수 있다. 당신이 판단해야 한다. 레슨으로 눈에 보이는 혜택을 얻어야 한다. 그런 레슨이라면, 계속하라.

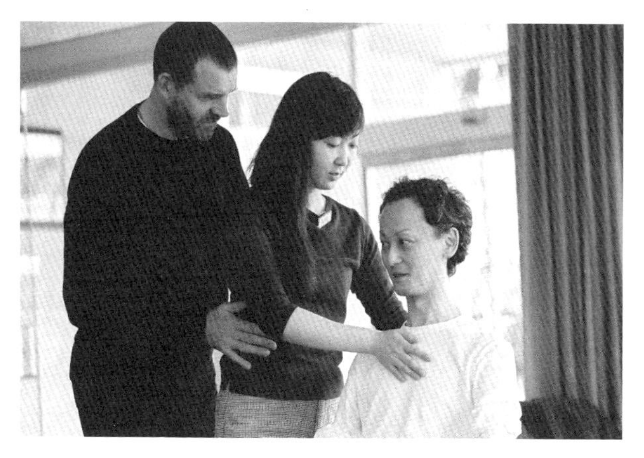

일본의 알렉산더 테크닉 교사 과정(4년)에서 제레미가 터치하는 방법을 지도하고 있다. 아키히로 타다의 사진.

이 문제의 가장 어려운 점은, 좋은 교사는 당신에게 무엇이 옳은지를 모른다는 것이다. 안다고 여기는 것은 주제넘은 일인데도, 안타깝게도 자신이 안다고 믿는 전문가들이 어느 분야에나 너무 많다. 우리 알렉산더 교사들은 당신에게 이롭지 않은 것이 무엇인지를 안다. 알렉산더는 말한다.

"우리가 잘못하고 있을 때를 아는 것이 이 세상에서 우리가 알아야 할 전부다."

알렉산더 테크닉은 잘못된 것을 멈춤으로써 올바른 디렉션이 일어나게 하는 방법을 배우는 것이다. 이를 위해서 교사의 손은 당신의 운동 체계에 직접 말을 걸고, 교사의 말은 당신의 의식에 호소해서, 애초에 레슨에 오게 만든 잘못된 움직임들을 교사와 학생이 함께 방지하는 방법을 배울 수 있다. 마저리 선생님은 우리에게 '여러분이 얻게 될 것은 여러분에게 있던 것이 사라지는 것뿐'이라고 상기시키고는 했다. 그러고 나서 그녀의 눈이 잠깐 반짝였다.

실제 레슨

교사의 계보에 따라 레슨이 다양한 방식으로 진행될 수 있다. 이 차이점은 5장에서 상세히 설명할 것이다. 나는 여기서 교사의 스타일과 상관없이 모든 알렉산더 레슨에 포함되는 주요 구성 요소를 설명하려고 한다. 아마 이 중 몇 가지는 당신의 레슨에 빠져 있을 수도 있다. 그렇다면 자신에게 물어보라. 내가 뭔가를 배우고 있는가? 만약 대답이 '그렇다'라면, 레슨을 계속 받아라. 모든 교사는 자신만의 방법을 개발할 권리가 있으며, 그 방법은 내가 여기에 설명하는 내용과 똑같지 않을 수 있다. 이러한 다양성에 정말로 감사한다. 이제 나의 레슨 방식을 설명하겠다.

모든 레슨의 한 가지 목적은 학생에게 새로운 감각을 제공하는 것이다. 이것은 처음에는 낯설지만 더 쉽고 자연스럽게 자신의 움직임을 조정하는 감각이다. 좋은 교사는 첫 레슨에서 그 감각을 맛보게 할 것이다. 하지만 이것이 레슨의 전부라면 우리 교사들은 자신을 교사라고 부르지 않을 것이다.

더 중요한 점은, 매 레슨마다 이 새로운 감각이 무엇이고 어떻게 쓰일 수 있는지를 이해하게 하려 한다는 것이다. 당신은 스스로 이 감각을 만드는 방법을 배우기 위해 레슨을 받는다. 이 두 요소는 아래 세 과정의 정교한 상호 작용을 통해 성취된다.

1. 관찰
2. 해석
3. 실험

이 세 가지 과정은 다시 세 종류의 활동에 적용되는데, 알렉산더 용어로는 아래와 같이 부른다.

1. 의자 레슨
2. 테이블 레슨
3. 활동

앞으로 이 세 가지 활동을 간략히 설명하고, 관찰과 해석, 실험이 이 활동들과 어떠한 방식으로 관련되어 레슨에서 위의 두 가지 결과를 낳는지 살펴볼 것이다.

의자 레슨

의자 레슨은 알렉산더 교사들이 레슨을 할 때 가장 중점을 두는 전통적인 레슨이다. 학생은 교사의 도움을 받으며 의자에 앉앉았다가 일어서는데, 할 때마다 새로운 결과가 생긴다. 언젠가 길고 짙은 콧수염을 한 별난 노인이 나에게 레슨을 받으러 왔다. 그는 레슨을 마치고 문을 열고 나가려다가 갑자기 멈추고 뒤돌아서더니, 의자와 나를 바라보고는 머리를 절레절레 흔들며 말했다.

"희한한 방법으로 먹고사시는구려!"

희한하긴 하다. 의자에서 일어나는 방법을 배우는 데 큰돈을 내는 곳이 또 어디 있겠는가? 이를 두고 알렉산더는 말한다.

> "의자 레슨은 의자에 앉고 서는 것이 아니며, 가치 있는 최상의 조건하에 그러는 것도 아니다. 이는 단순히 신체를 재교육하는 것이며, 준비 과정으로 하는 이 활동은 우리가 움직일 때 중요한 역할을 한다."

따라서 사실상 의자에서 일어서는 방법을 배우는 것이 아니다. 이는 장치, 방법일 뿐이지 그 자체가 목적은 아니다. 더 이로운 몸 사용의 조건을 만들기 위해 자극(이 경우에는 앉거나 일어서게 하는)에 대한 부적절한 반응을 자제하는 법을 배우는 것이다. 이 절차를 배우고 나면 언제 어디서나, 어떤 것에든 적용할 수 있다. 알렉산더는 말한다.

> "이 원리를 적용해서 하나를 개선했다면 다 배운 것이나 마찬가지다."

테이블 레슨

학생들은 테이블 레슨을 좋아한다. 학생이 세미 수파인[12] 자세로 누우면(머리 밑에 책을 몇 권 받치고 무릎을 세운다), 교사가 부드럽게 학생의 몸통과 팔, 다리가 이완되어 늘어나도록 돕는다. 6장에서 '세미 수파인 자세'라는 제목으로 자세히 설명할 것이다. 그림 6. 4도 보라.

아무 말 없이 테이블 레슨을 진행하는 교사가 있는가 하면, 이런저런 말을 하는 교사도 있을 것이다. 어떠한 생각을 하라고 안내하는 교사가 있는가 하면, 다른 방법과 행동을 적극적으로 권하는 교사도 있다. 물론 이때 학생은 세미 수파인 자세로 누워 있다.

알렉산더는 테이블 레슨을 거의 하지 않았지만, 못마땅해하거나 반대해서는 아니었다. 전해지는 이야기에 따르면 그는 교사들에게 이렇게 말했다고 한다. "서 있는 자세로는 원하는 대로 레슨이 잘되지 않았다면 테이블 레슨을 하라". 알렉산더는 테이블 레슨이 필요 없을 정도로 뛰어났다. 내가 30분 동안 할 수 있는 것보다 그가 1분 동안 손으로 변화시킬 수 있는 것이 더 많았을 것이다! 알렉산더 테크닉이라는 이름에도 불구하고 우리는 알렉산더처럼 할 수 없기에, 테이블 레슨은 알렉산더 레슨의 필수적인 도구가 되었다.

내 개인적인 생각으로는, 때로 학생들이 테이블 레슨에 지나치

12 semi-supine. 얼굴을 위로 하고 무릎을 세워 눕는 자세.—옮긴이

게 애착을 갖게 되는 것 같다. 테이블 레슨은 교육이라기보다 치료에 가깝다. 이것이 문제 될 건 전혀 없지만, 알렉산더 레슨의 목적은 몸을 낫게 하는 것이 아니라 무언가를 가르치는 것이다. 오로지 테이블 레슨만 하는 교사가 있다는 이야기를 듣고 깜짝 놀란 적이 있다. 수업 시간 내내 수동적으로 누워 있기만 하는 레슨에서, 몸을 다르게 사용하는 방법을 어떻게 배우는지 나는 잘 모르겠다. 일부 교사들은 그럴 수 있다고 주장한다는 것을 알고 있다. 알렉산더 자신은 세미 수파인 자세로 너무 많은 시간을 보내는 학생들을 엄하게 대했다. 그는 '학생들이 게으름을 피우고 있다'며 조교를 보내 그들을 일으켜 세웠다. 테이블 레슨을 즐기되, 이것이 수업을 대신한다기보다 정규 레슨을 보조한다고 생각하기 바란다.

하지만 세미 수파인 자세는 아마도 당신이 매일 연습할 수 있는 가장 확실한 방법일 것이다. 레슨을 받으며 곤혹스러운 부분은, 탐구할 만한 활동이 다양하게 많지만 집에 가서 가족에게 보여 주거나 혼자서 연습할 수 있는 훈련법이 없다는 점이다.

레슨에서 무엇을 했는지 다른 사람에게 설명하면 결국 그들은 따분해서 눈빛이 게슴츠레해질 것이다. 레슨은 당신의 의식 상태를 변화시키므로, 경험을 통해서만 가장 잘 이해될 수 있다. 이 경험을 얻기 위해 레슨은 활동의 종류와 상관없이 세 가지 과정(관찰, 해석, 실험)을 지속적으로 적용하는 방법을 가르쳐 준다.

활동

의자 레슨은 활동이지만, 그 밖에도 대다수 교사가 적어도 걷기, 구부리기, 팔 동작 등을 깊이 다룰 것이다. 하지만 알렉산더도 그러했듯이 다수의 교사가 그 이상은 다루지 않는다. 명심할 점은, 중점을 두고 배워야 하는 것은 활동 자체가 아니라, 몸 사용법을 바꾸기 위해 이용하는 테크닉의 원리라는 것이다. 결국 어떤 활동인지는 중요하지 않다.

그렇긴 하지만, 많은 경우 악기 연주, 춤, 도자기 공예와 같은 전문적인 활동이나 일상에서 늘 하는 특정한 활동과 결부시켜 알렉산더의 발견을 탐구해 볼 가치가 있다. 왜냐하면 레슨 중에 유심히 살펴보면, 활동 자체가 학생이 배우는 것을 적용해 보도록 상기시키는 역할을 할 것이기 때문이다. 언젠가 마저리 선생님이 한 여성이 작업복 입는 걸 도와주는 모습을 본 적이 있다! 함께 어떤 활동을 할 수 있는지 교사에게 물어보라. 이러한 교습 방식에 익숙하지 않은 교사들도 있겠지만, 대부분은 기꺼이 함께 탐구해 보려 할 것이다. 이에 대한 자세한 내용은 6장의 '교습 방식'을 참조하라.

관찰

마저리 선생님은 내게 이런 말을 한 적이 있다. "나는 학생들이 스스로 관찰하기 전까지는 아무것도 가르치지 않습니다." 그래서, 레슨을 시작할 때 교사는 당신이 의자에 앉고 일어설 때 관찰한

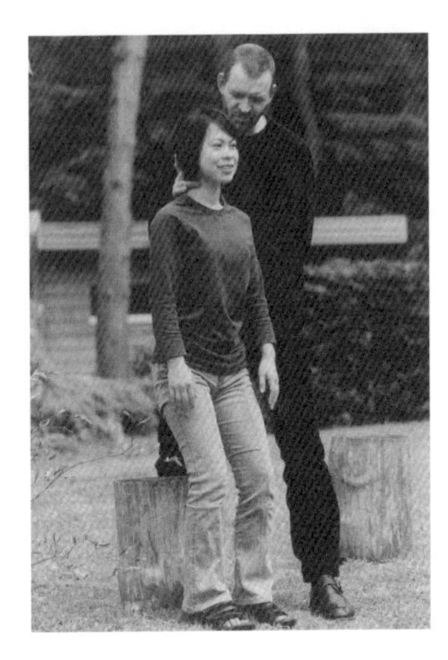

의자 레슨: 저자가 학생과 의자 레슨을 하고 있다. 알렉산더 레슨에서는 일상의 움직임에 관해 안내받고, 에너지의 방향성을 바꾸는 방법을 배운다. 아키히로 타다의 사진.

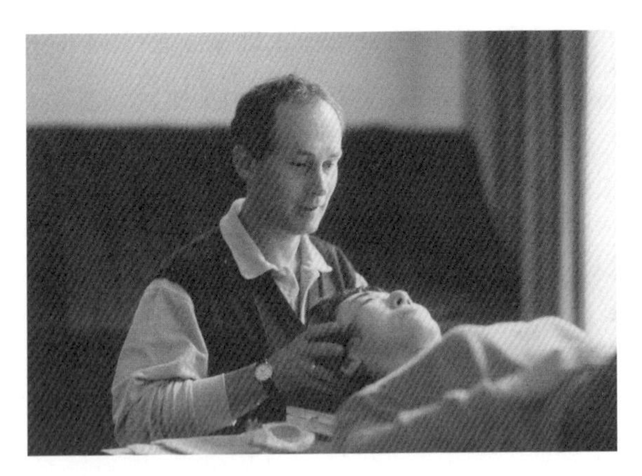

테이블 레슨: 일본을 방문한 피터 그룬월드가 알렉산더 테크닉을 응용한 '시야와 시력(Vision and Eyesight)' 방법으로 학생을 안내하고 있다. 아키히로 타다의 사진.

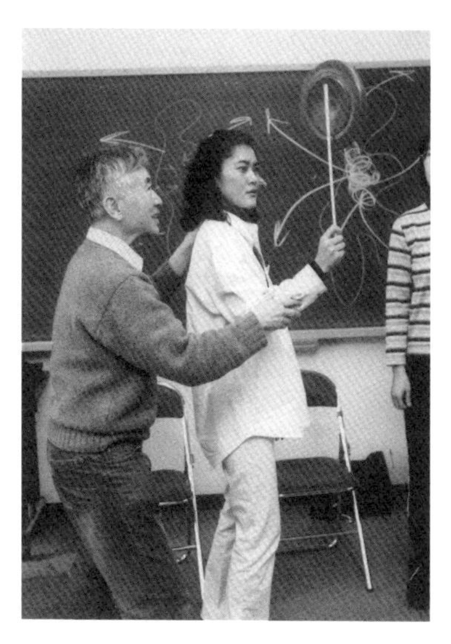

활동: 유즈루 카타기리는 학생과 함께 균형의 개념을 탐구할 수 있는
흥미로운 방법을 발견했다. 이러한 활동을 통해 배우면 레슨이
독창적이고 즐거워질 수 있다. 아키히로 타다의 사진.

움직임을 말해 보라고 요청할 것이다. 레슨을 하기 전에 요청할 수도 있고, 레슨을 한 뒤에 요청할 수도 있다. 처음에는 이 요청을 받으면 '내가 관찰했어야 했나?'라며 당혹스러워할 수도 있다.

학생들은 "밀어 올려서 의자에서 일어났어요." 혹은 "힘들게 느껴졌어요." 같은 말을 할 때가 많다. 물론 이런 말은 관찰이 아니라 해석이다. 공부의 첫 단계는 관찰과 해석의 차이점을 인식하는 것이다. 만약 '밀어 올려서' 의자에서 일어났다고 말한다면, 무엇을 밀었는가? 구체적으로 말해야 한다. 팔을 밀었는가? 아니면 다리를 밀었는가? 만약 '힘들게' 느껴졌다고 말한다면, 그것은 관찰이 아니라, 경험을 바탕으로 한 주관적 판단이다. 당신이 실제로 경험한 것은 무엇인가? 설명할 수 있는가? 당신이 그 경험을 '힘들다'고 해석하게 한 요소들은 무엇인가? 이 요소들을 이해할 때 우리는 요소들을 바꿀 수 있게 되며, 적어도 바꾸는 실험을 할 수 있게 된다.

나는 학생들을 위해 관찰을 대략 이렇게 정의한다. 나는 학생들에게 자신이 한 동작을 시각장애인에게 설명한다고 상상해 보라고 한다. '힘들다', '밀다'라는 단어는 여러 가지 뜻으로 해석될 수 있기 때문에 정확히 상상하기가 어렵다. 하지만 "나는 양 무릎을 모아 손으로 허벅다리를 내리누르면서 어깨를 들어 올렸어요."라고 말한다면, 시각장애인 친구는 당신이 실제로 한 행동을 더 잘 이해할 수 있을 것이다.

마저리 선생님은 알렉산더 레슨의 일부는 새로운 언어를 배우는 것이라고 가르쳤다. 자신이 움직이는 모습을 자신 있게 읽어낼 수 있는 어휘력을 길러야 한다. 외과 의사인 내 친구는 런던 택시 기사들이 자기만큼 많은 어휘를 알고 있다고 단언했다. 그는 자신과 운전기사 모두 수많은 대상의 이름과 위치, 연관성을 알며, 다른 사람을 돕는 데 이 지식을 사용한다고 말했다. 어휘와 대상, 중요 사안만 다를 뿐 원리는 같다는 것이다. 이런 식으로 알렉산더 레슨은 새로운 어휘를 서서히 규정한다. 이 경우에 대상은 감각과 움직임이다.

관찰 과정은 이 모든 새로운 감각에 이름을 붙이는 일이다. 범주를 구분하고, 기존에 없던 묘사를 만들어 내는 것이다. 우리의 관찰을 바탕으로, 우리의 움직임을 더 잘 이해하고 소통할 수 있는 어휘력을 서서히 기른다.

하지만 관찰은 그 자체로는 별 쓸모가 없다. 관찰은 더 넓은 맥락에서 이해되어야 한다. 이러한 관찰들을 살펴보며 다음과 같이 질문해야 할 때가 온다. '우리가 관찰을 어떻게 해석할 수 있을까?'

해석

"이 의자 불편하네." 이런 말을 얼마나 자주 들어 보았는가? 언제 어디서건 사람들은 이런 말을 한다. 아마 당신도 한 번쯤은 말했을 것이다. 그런데 이 관점에는 도움이 되지 않는 해석이 숨어 있다. 의자를 당신보다 더 강력한 위치에 놓음으로써 자신에게서 직접적인 통제력을 빼앗기 때문이다. 하지만 나는 그 말이 거짓이라고 말하지 않았다. 그 말은 해석이며, 그래서 당신이 원하는 만큼 진실이다.

다른 해석이 가능할까? "이 의자에 앉을 때 나는 불편한 느낌을 주는 어떤 행동을 한다."는 어떨까? 자, 이제 누구에게 책임이 있는가? 의자에게는 책임이 없다. 당신은 이제 스스로 책임을 졌고, 이 무생물을 향한 비난을 멈추었다. 이렇게 스스로 책임지며 사는 것은 그리 편치 않을 수도 있겠지만, 당신에게 해방의 길을 선사한다. 이렇게 해석하면 다른 종류의 행동이 가능하다.

이제는 완벽한 의자를 찾느라 에너지를 소비하는 대신에, 불편함을 일으키는 자신의 행동을 발견하여 멈추는 방법을 배워서 자신을 더 유용하게 사용할 수 있다. 이렇게 생각해 보라. 모든 사람이 이 의자에 앉을 때 당신과 똑같은 불편함을 느낄까? 물론 그렇지 않다. 따라서 당신은 의자가 불편함의 원인이라고 느낄 수 있지만, 그 실제 원인은 의자만이 아닐 수 있는 것이다. 불편함의 원인은 당신에게도 있으며, 의자에 반응하여 당신이 취하는 어떤 행동에도 있다. 알렉산더 교사가 그 원인을 발견하도록 도와줄 것이다. 이는 애초에 당신이 알렉산더 레슨을 받는 하나의 이유다. 그 어떤 행동을 발견하는 방법은 알렉산더 교사의 손의 안내에 따라 의자에 앉는 여러 가지 감각을 실험해 보는 것이다.

실험

푸딩의 맛을 확인하려면 직접 먹어 봐야 한다. 개인적으로 나는 '이 의자가 불편하네.'라고 생각하는 학생을 택해서 의자가 편하게 느껴질 때까지 실험해 보기를 좋아한다. 그 뒤 "그런데, 의자가 아직도 불편한가요?"라고 물어본다. 그러면 학생들은 이제 불편하지 않기 때문에 이전 사고방식의 결함을 깨닫게 되고, 더 많은 경험을 스스로 책임지기 시작한다.

이러한 과정은 학생들의 해석 또는 생각을 바꾸기 위해 고안된 실험의 한 예다. 좋은 알렉산더 레슨은 이러한 실험들로 가득 차야 하며, 여기에서 당신의 낡은 관념은 새로운 경험에 도전을 받게 되고, 당신은 앞으로는 다르게 반응하겠다고 결심함으로써 자

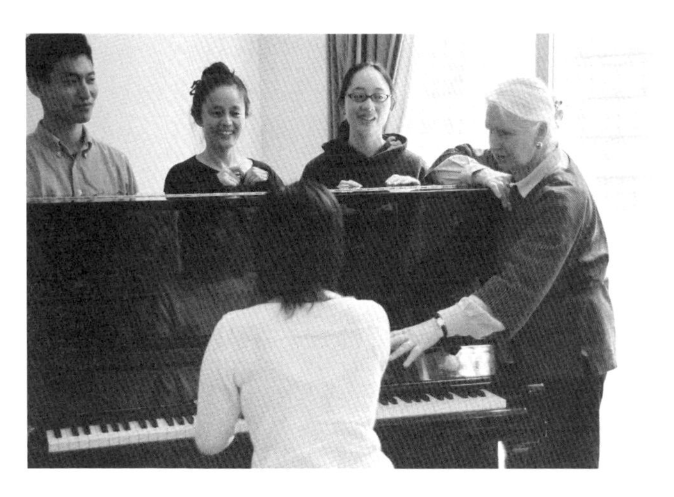

실험: 런던 출신의 알렉산더 교사이자 뛰어난 첼리스트인 비비안 매키가 알렉산더 원리를 실험하는 일본 음악가를 돕고 있다. 아키히로 타다의 사진.

신의 습관적인 반응들을 재고해 보게 된다. 알렉산더는 말한다.

> "요약하자면, 이는 주어진 자극에 대한 특정한 반응을 자제하는 것이다. 그러나 아무도 그런 식으로 보지 않을 것이다. 사람들은 이를 올바른 방법으로 의자에 앉고 서는 것이라고 이해할 것이다. 하지만 그런 것이 전혀 아니다. 이는 학생이 그렇게 하는 데에 동의할지 말지를 결정했다는 뜻이다."

레슨을 받으면 디렉션, 자제, 감각 인식의 오류라는 개념들을 일상에서 어떻게 응용할지 이해하게 된다. 2장 '알렉산더 이야기'에서 이 세 가지 개념을 설명했지만, 여기에서는 알렉산더 레슨의 관점에서 간략히 언급할 것이다.

디렉션

이 단어는 알렉산더 테크닉 안에서도 다양한 의미를 가질 수 있다. 알렉산더 레슨에서는 주로 3장과 7장에서 상세히 설명한 4가지 디렉션을 가리키며, 당신이 어떻게, 무엇을 생각하느냐에 관한 것이다. 알렉산더 교사들은 '디렉션을 주는 것'에 관해 이야기할 때 '함(doing)'과 '하지 않음(non-doing)'을 자주 언급한다. 이 두 단어는 '디렉션'이라는 단어에 미묘한 차이를 부여한다. 공부할 새 어휘가 많다고 내가 예고하지 않았는가?

함(doing) 디렉션은 '똑바로 앉고', '어깨를 뒤로 젖히고', '턱을 치켜드는' 것과 같은 동작을 하려고 할 때 누구나 하는 것이다. 이는 '의도적으로 근육을 긴장시키는 생각'이라고 정의될 수 있다.

하지 않음(non-doing) 디렉션은 자연스럽게 자제하는 것이다. 이것의 목적은 특정한 수축 패턴을 방지하는 것이다. 따라서 이는 '불필요한 수축을 자제하게 하는 생각'이라고 정의될 수 있다.

자제

바로 전 문장 중 '불필요한 수축을 자제하게 하는'에서 나는 '자제'라는 단어를 사용했다. '디렉션'과 마찬가지로 '자제(inhibition, 억제)'는 알렉산더 테크닉 안에서도 많은 의미를 지닌다. 근육을 억제한다는 의미에서는 자제가 특정 운동 뉴런의 긍정적인 생물학적 기능이라는 것을 이해할 필요가 있다. 억제는 억압과는 매우 다르다. 3장의 내용 중 일부를 간략히 얘기해 보겠다.

흥분(excitation)과 억제는 생리학자들이 인체 보행 체계의 필수 요소 중 하나인 운동 뉴런의 기능을 설명할 때 사용하는 전문 용어다. 억제를 발견하기 전까지만 해도 생리학자들은 운동 뉴런이 근육을 흥분시켜서 수축시킬 수만 있다고 생각했다. 근육 수축을 억제하게 하는 운동 뉴런을 발견한 것은 일대 혁명이었다.

알렉산더는 생리학자들이 실험실에서 증명하기 훨씬 전에 이를 경험적으로 밝혀냈다. 그는 한 세트의 반응을 억제할 수 있다면 새로운 방식으로 몸을 사용할 수 있다는 것을 금방 깨달았다. 이와 다른 방식으로 자제한다는 것은, 억제되지 않은 기존의 반응에 그저 수축 반응을 한 겹 더한다는 의미에 불과했다. 알렉산더는 말한다.

"아는 것을 계속한다면 모르는 것을 할 수 없다."

따라서 알렉산더 레슨에서는 우선 자신에게 습관적으로 주는 디렉션(지시어)이 무엇인지 파악한 뒤, 이 디렉션을 자제하고, 대신에 알렉산더 교사의 손이 안내하는 방식으로 새로운 알렉산더 디렉션을 주는 방법을 배운다.

인체에서 이루어지는 모든 변화는 생리학에 기초하지만, 자제에는 이를 뛰어넘는 심오한 의미가 있다. 몸을 사용하는 단순한 습관 하나를 바꾸다 보면, 우리가 쌓아 올린 자기 정체성이 놓여날 수도 있고, 정체성을 형성하면서 내재하게 된 복잡한 감정들도 함께 풀려날 수 있다. 이 내용은 3장의 '몸 사용의 감정 패턴' 부분에서 더 깊게 다루었지만, 근본적으로 정체성이란 사실 자신에 대한 거짓된 관점, 즉 감각 인식에 기초한 관점이며, 처음에 우리를 레슨으로 이끈 문제의 원인일 수 있다. 알렉산더는 말한다.

> "감각 인식이 생각을 결정한다. 잘못된 도구로는 아무것도 알 수 없다."

감각 인식의 오류

알렉산더의 이 개념을 이해하는 것은 엄청나게 중요하다. 이 개념의 핵심은 어떤 사건에 대한 우리의 인식 혹은 해석에 오류가 있다는 것이다. 실제 사건에 대한 우리의 지각이 오류라는 뜻은 아니다. 이는 사건에 대한 우리의 관찰과, 관찰에 대한 해석이 겹쳐져서, 사실은 서로 다른 이 두 가지가 우리의 마음에 똑같은 것으로 보이는 한 예다.

처음에는 우리 모두에게 익숙한 심리 묘사로 이야기하면 이 개념을 이해하기가 가장 쉽다. 만약 비어트리스가 토니와 잉그리드, 샐리에게 조용히 하라고 말한다면, 이는 하나의 사건이다. 이 네 명 중 누구도 비어트리스가 그렇게 말했다는 사실에 이의를 제기하지 않을 것이다. 청각이나 시각적인 면에서는 그들의 감각에 오류가 없다. 하지만 그들은 그 사건을 각기 어떻게 해석할까? 토니는 비어트리스가 윗사람처럼 굴려 하고 자신을 못마땅하게 여긴다고 생각한다. 반면에 샐리는 비어트리스가 친구들을 도와주려 한다고 생각해서 좋게 받아들인다. 잉그리드는 혼란스럽다. 그녀는 나머지 세 명을 방금 전에 만났기 때문에 왜 비어트리스가 저런 말을 하는지 모르기 때문이다. 사건은 하나인데, 인식은 세 가지다. 누가 옳을까?

이 지점에서 우리는 이 예를 더는 다루지 않는다. 누가 옳은지를 결정하는 기준이 복잡해질 뿐 아니라 규정할 수도 없기 때문이다. 다행히도 몸의 사용에 관해서는 무엇이 옳은지 규정하기가 쉽다. 옳은 것은 우리를 자유로움과 유연성, 전반적인 건강으로 이끄는 것이다.

하지만 옳다고 느껴지는 느낌 중 상당수는 이와 좀 다르다. 예를 들어, 많은 사람이 구부정한 자세를 편하다고 느낀다. 편하다고? 구부정한 자세가? 두 시간 동안 구부정한 자세로 있은 뒤에 편하다고 느낀 적이 있는가? 잘 생각해 보라. 구부정한 자세로 오래 있다 보면 몸이 뻣뻣하고 피곤하고 쑤신다고 느끼게 된다. 구부정한 자세가 편하다는 건 이상한 생각이다.

하지만 그것이 우리의 인식이고, 구부정한 자세를 취할 때 우리는 그렇게 생각한다. 그러나 알렉산더 테크닉의 관점에서는 그러한 인식이나 생각은 오류인 것이다. 구부정한 자세를 할 때 우리는 편하다고 느끼지만 모든 객관적인 증거가 이를 부정한다.

우리는 이를 알더라도 여전히 편하다고 느낀다. 우리는 이 느낌이나 믿음을 다시 교육할 필요가 있다. 그래서 우리에게 알렉산더 레슨이 필요한 것이다.

이와 관련한 일화가 있다. 알렉산더가 가르치는 학생 중에 움직일 때 몸이 많이 틀어지는 소녀가 있었다. 어느 날 레슨에서 몸이 똑바르게 펴지자 소녀는 엄마에게 달려가 울면서 말했다. "엄마, 엄마, 저 아저씨가 내 몸을 구부러뜨렸어!" 물론 소녀는 똑바로 펴진 것을 구부러졌다고 느꼈기 때문에 그렇게 말한 것이다. 알렉산더는 소녀가 똑바른 것이 무엇인지 경험하도록 해서 말 그대로 소녀의 몸을 똑바르게 펴 주었다. 알렉산더는 더 직설적으로 말한다.

> "세상의 모든 바보는 자신이 하고 있다고 생각하는 것을 실제로 하고 있다고 믿는다."

이러한 감각 인식의 오류 현상은 교사의 도움 없이 스스로 해결하려는 모든 사람에게 가장 큰 장애물이다. 알렉산더의 관점에서, 바꿔어야 하는 것은 바로 당신이 옳다고 믿는 것이다. 이것만이 당신을 변화로 이끌 것이다. 성공적인 변화를 위해서는 먼저 자신이 옳다고 생각하는 것이 잘못임을 깨닫는 경험이 필요하다. 혼자 하기는 어렵다. 알렉산더는 말한다.

"모두가 옳고 싶어 하지만, 자신이 옳다고 믿는 것이 정말 옳은지 확인해 보려고 멈추는 사람은 아무도 없다."

레슨을 얼마나 받아야 할까?

요즈음 누군가에게 이런 질문을 받을 때마다 나는 이렇게 되묻는다. "피아노를 배우려면 레슨을 얼마나 받아야 할까요?"

피아노를 배우는 일은 몸의 사용법을 배우는 일만큼이나 복잡하다. 그러니 이 질문은 "원하는 게 뭔가요?"가 된다. 전문 피아니스트(알렉산더 교사)가 되고 싶은가, 아니면 그저 열 손가락으로 연습할 수 있는 정도(스스로 해 볼 수 있는 정도)까지 하고 싶은가? 최근에 부상을 당했다면 한 번의 레슨으로도 큰 도움이 될 수 있다. 만약 만성 질환에 평생 시달렸다면 여생 동안 가끔씩 레슨을 받을 필요가 있을지도 모른다. 대다수 학생은 이 두 가지 극단적 상황의 사이에 있다. 결국 레슨을 받는 횟수는 피아노를 배울 때처럼 당신의 동기와 목적, 노력에 달려 있다.

하지만 알렉산더의 경우는 흥미롭다. 그는 학생들에게 무엇을 요구했을까? 내 친구는 1950년대 초반에 알렉산더에게 레슨을 받았는데, 알렉산더가 세상을 떠난 것은 불과 몇 년 뒤인 1955년이었다. 그 친구의 기억으로는 그때 알렉산더가 네 가지 조건을 요구했다고 한다. 첫째, 알렉산더의 모든 책을 읽을 것. (그러나 그 친구는 읽지 않았고, 알렉산더도 더는 요구하지 않았다고 한다.) 둘째, 최소한 30번의 레슨을 받을 것. 셋째, 20번째 레슨까지는 일주일에 5

회, 월요일부터 금요일까지 30분씩 레슨을 받을 것. 마지막 열 번의 레슨은 일주일에 두 번씩 받을 것. 넷째, 선불로 지불할 것.

내가 알기로 요즘에는 이런 식의 조건을 요구하는 교사가 없지만, 그 당시에도 알렉산더 같은 교사는 없었다. 하지만 30번의 레슨이 타당하다는 생각은 여전히 전통처럼 남아 있다. 요즘에는 교사가 학생을 받기 전에 이를 주장하는 경우는 거의 없지만 말이다. 그런데 알렉산더 교사가 교사 자격을 얻기 위해 3,200번의 개인 레슨에 해당하는 시간을 들여 배운다는 점을 생각하면, 30번의 레슨은 아무것도 아니다.

비용은 얼마나 들까?

당신이 어디에 살든 저녁을 먹고 영화를 보는 비용과 비슷하다. 그러니 알렉산더 레슨비가 저렴한 것은 아니지만, 치료사에게 치료받는 비용도 저렴하지는 않다. 물론, 알렉산더 레슨은 한동안 계속 받는 편이 좋으므로 자신에게 투자한다고 생각하면 좋다. 일정 기간 연속으로 레슨을 받는 비용은 자신을 위해 값비싼 물건을 사거나 휴가를 떠나는 비용과 맞먹는다. 하지만 알렉산더 레슨은 훨씬 큰 즐거움을 줄 수 있고, 들인 돈의 값어치를 오래오래 해 줄 수 있다.

레슨을 많이 받기로 미리 약속하면 할인을 제공하는 교사도 있을 것이다. 할인을 제공한다는 말이 없으면, 한번 요청해 보라. 밑져야 본전이다.

어디에서 레슨을 받을까?

요즘에는 센터에서 다양한 치료사들과 함께 레슨을 하는 알렉산더 교사도 쉽게 찾아볼 수 있다. 나도 이러한 장소에서 가르친 적이 있다. 그곳에는 나 말고도 의사 한 명, 심리학자 세 명, 영양학자 한 명, 카이로프랙터 두 명이 있었다. 흔하지는 않지만 개인 레슨 혹은 그룹 레슨을 받을 수 있는 알렉산더 테크닉 전용 센터도 있다. 알렉산더 센터는 대개 교사 양성 학교를 겸하는 장소일 것이다. 그런 경우라면, 교사 과정의 마지막 학년 학생들에게 저가 또는 무료 레슨을 받을 기회가 종종 있다.

하지만 대다수 알렉산더 교사는 집에서 가르친다. 전문 비용을 받는 사람이 가정에서 교육을 한다는 게 처음에는 이상해 보일 수도 있지만, 다른 의료 및 준의료 분야의 전문가들과 달리 알렉산더 교사들은 자신을 치료사라고 생각하지 않는다. 우리는 성격상 음악 교사에 더 가까우며, 많은 음악 교사도 가정에서 학생을 가르친다.

그러나 학생들이 치료 효과를 얻으면 알렉산더 교사들은 의료인지 아닌지 모르는 어중간한 상태에 놓인다. 교사들은 스스로 교사라고 주장하지만, 많은 학생이 교사를 자신의 치유에 도움을 주는 치료사로 본다. 이는 알렉산더 교사들에게 반복되는 딜레마다. 자신을 치료사로 여기지 않는데도 의료 보험 같은 문제들과 얽히게 되기 때문이다. 아마 교사의 집으로 레슨을 받으러 직접 가 보면, 당신이 환자가 아닌 학생이라는 사실이 좀 더 분명해질 것이다.

레슨실로 들어가면 세 가지 도구가 있을 것이다. 의자, 테이블, 거울. 의자는 의자 레슨용, 테이블은 테이블 레슨용이다. 거울은, 레슨을 진행하면서, 당신은 자신이 분명히 어떻게 움직인다고 느끼지만 실제로는 전혀 그런 방식으로 움직이지 않음을 보기 위한 것이다.

교사는 당신을 터치하겠지만, 당신이 옷을 입은 상태로 그리할 것이다. 그러니 만일 교사가 당신에게 옷을 벗으라고 한다면, 당장 그곳을 나와라. 그럴 필요가 없으며, 그런 행동은 용납되지 않는다. 또한 교사가 당신의 생식기나 가슴, 엉덩이에 손을 댈 필요도 없다. 만약 교사가 그러한 행동을 하려고 하면, 신고하라.

결론

레슨을 시작하면 교사의 수업을 따라갈 수 있을 때까지 한동안 기다릴 수 있어야 한다. 레슨의 효과는 한 주 한 주 지날수록 기하급수적으로 커지는 경향이 있다. 하지만 레슨을 계속 취소해서 미루게 되면 그 효과가 사라질 수 있다. 모든 레슨은 이전 레슨이 끝날 때 당신이 도달했던 곳에서 다시 시작된다. 알렉산더 교사 중에는 초기에 주 2회 교육을 받지 않으면 레슨을 거부하는 사람도 있다. 이는 당신이 레슨을 받으려는 이유와 교사에 따라 좌우된다.

일지를 꾸준히 쓰는 것도 좋다. 배울 때는 발전하는 속도가 더 디게 느껴지겠지만, 과거를 돌이켜보면 얼마나 많이 변화했는지 깨닫게 될 것이다. 레슨을 받는 중에는 항상 다음 문제에 강한 흥미를 느껴서, 가끔은 자신이 실제로 얼마나 발전했는지 쉽게 잊기도 한다. 일지를 작성하면 자신의 발전 과정을 꾸준히 파악하는 데 도움이 된다.

마지막으로, 알렉산더 레슨은 무척 재미있을 수 있고 진정한 모험이 될 수 있다. 알렉산더 레슨을 받으면 자기 자신을 알게 되는 완전히 새로운 영역, 이해받으려 손짓하는 새로운 경험의 세계가 당신 앞에 열릴 것이다. 이 세계가 드러날 때, 놀랍고 예상치 못한 결과를 얻게 될 것이다. 거의 모든 사람이 알렉산더 레슨에 감명을 받고 최고의 홍보 대사가 된다. 알렉산더는 천재였으며 우리에게 놀라운 유산을 남겼다. 놓치지 않길 바란다.

5
교육 계보

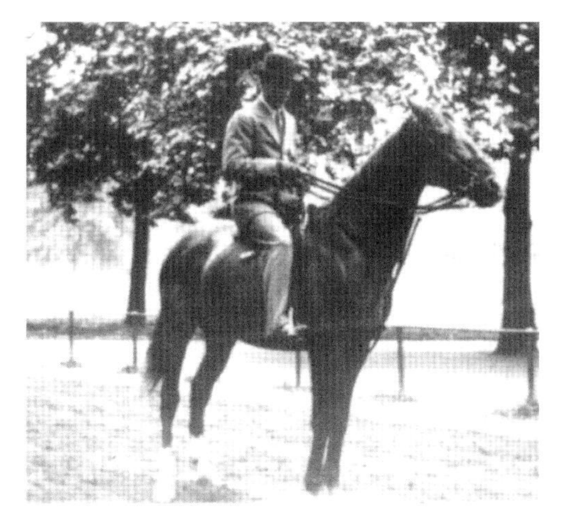

알렉산더는 열정적으로 승마를 즐겼으며, 현재 독일의
올림픽 승마선수 팀도 알렉산더 테크닉을 배운다.

"당신이 잘못되었다고 내가 얘기할 때 미소를 지으며 흔쾌히 받아들이지 못하겠다면, 나를 찾아오지 말기 바란다."

-F. M. 알렉산더

알렉산더 테크닉의 발전 단계는 치료법보다는 무술 쪽에 가깝다. 이를테면 카이로프랙틱보다는 합기도와 더 유사한 것이다. 공식적인 등급 체계는 없지만, 교사들이 특정한 지위를 나타내기 위해 사용하는 용어가 많이 있다. 가장 높은 지위는 '마스터 교사'로, 대략 알렉산더 세계에 현존하는 주요 교육 계보의 창시자에게 부여되는 칭호라 볼 수 있다. 다음에는 시니어 교사, 교사 과정의 디렉터, 스폰서 교사, 주니어 교사, 2세대 교사가 있고, 이를 다르게 구분하는 용어들도 많은데, 무술에서 다양한 색깔의 '띠'가 있는 것과 다르지 않다.

알렉산더 테크닉에서 '검은 띠'에 해당하는 지위는 알렉산더 교사 과정의 디렉터다. 디렉터들은 영향력 있는 집단으로 많은 나라에서 정기적으로 만나 여러 사안을 논의한다. 디렉터의 자격을 얻으려면 개인이 속한 단체의 규칙에 따라 7~10년간의 교육 경력이 있어야 하며, 교사 과정을 지도하고 운영하는 데 필요한 기술을 보유했다고 인정받아야 한다.

고등학교를 졸업하자마자 알렉산더 교사가 되기 위해 교육을 받는 사람은 없다. 교사 교육을 받으려면 시간과 돈을 많이 투자해야 하므로 대다수 교사는 이 테크닉을 이해하고 자신에게 적용하고자 하는 의욕이 강하다. 그들은 개인의 성장과 발전을 위해 교사 과정에 등록하기로 결정한다. 이들 중 상당수가 무용수, 가수, 요가 강사, 음악가 등 기존의 직업을 지속하면서, 새로 배운 기술을 이용하여 다른 이들을 돕는다. 때로 이들 중에는 알렉산더 레슨은 전혀 하지 않고, 배운 것을 적용해 자신이 하던 일의 기술을 향상시키는 데만 전념하는 사람도 있다.

교사의 자격

교사의 등록과 교육, 일반적인 기준을 관리하고 감독하는 두 개의 독립적인 단체가 있다. 규모가 가장 큰 곳은 알렉산더 테크닉 국제 연합(the international network of Alexander Technique Affiliated Societies)이다. 이 단체의 이름이 '연합'인 이유는 이 단체에 속한 조직들이 서로의 회원을 인정하되 각자의 규약과 규정, 기준을 가지고 별도의 조직으로 존재하기 때문이다. 다른 하나는 알렉산더 테크닉 인터내셔널(ATI: Alexander Technique International)이라 부른다. 이름에서 알 수 있듯이 이 단체는 전 세계에 퍼져 있는 개인 회원들로 이루어진다. 어떤 교사들은 이 두 단체에 모두 등록되어 있다. AT 연합과 ATI는 교사 교육을 위한 기본 원칙이 완전히 다르다.

AT 연합(알렉산더 테크닉 국제 연합)은 현재 미국, 호주, 벨기에, 캐나다, 덴마크, 프랑스, 독일, 이스라엘, 네덜란드, 남아공, 스위스와 영국에 있다. 이 책 끝부분의 '참고 자료'를 보라. AT 연합에는 '1,600시간 기준'이라는 것이 있다. 이는 AT 연합에 속한 조직이 인가한 훈련 과정을 밟고 있는 교사라면 매우 엄격한 조건하에 진행되는 1,600시간의 교육 과정을 마쳤다는 의미다. 이 조건에는 학생 대 교사 비율, 실기 수업 대 이론 공부의 비율, 교사 과정의 디렉터가 되기 위한 전제 조건, 수많은 내규와 지침, 조직의 규범이 포함된다.

ATI(알렉산더 테크닉 인터내셔널)는 근본적으로 다른 방식을 취한다. 교사 과정들을 철저히 규제하지 않고, 대신에 교사를 훈련한 경험이 있으며 동료 교사들이 인정하는 뛰어난 교사들을 '스폰서 교사'로 둔다. ATI의 스폰서 교사가 되려면, '교사 회원'이 되고자 하는 지원자들을 평가하는 데 사용할 지침과 기준을 교사 연차 총회에 제출해야 한다. 제안서가 과반수의 찬성표를 얻으면 ATI의 스폰서 교사가 될 수 있다.

교사 과정을 밟는 학생이 ATI에 교사 회원으로 등록하려면 세 명의 스폰서 교사에게 추천을 받아야 한다. 사실, ATI의 교사 과정도 3년 이상의 교육을 하며 '1,600시간 기준'을 채택했다. 하지만 ATI는 교육 기간이 더 긴 파트타임 과정을 더 많이 제공하며 교육 방식이 여러 면에서 조금씩 다르다. 사실상 ATI의 스폰서 교사는 AT 연합의 교사 과정 디렉터와 동급이다.

두 단체는 성향도 조금 다르다. 알렉산더 공동체에서 ATI는 좀 더 '자유주의적'인 편이며, AT 연합은 좀 더 '보수적'인 편이다. ATI에는 현상 유지를 거부하고 함께 대안을 찾아보려는 교사들이 많다. 예를 들어, AT 연합은 현재 파트타임 교육을 허용하지 않지만, ATI에는 이런 방식의 교육 과정을 운영하는 학교가 여럿 있다. 일반적인 방식과 다른 마저리 바스토우의 독특한 '도제식' 교육 방법도 AT 연합의 규정에 어긋났다. 그래서 그녀가 길러 낸 다수의 교사가 ATI 창립에 참여했고, 지금도 회원으로 있다.

두 단체 모두 실력이 부족한 교사가 있을 수 있겠지만, 교사를 찾을 때 두 단체의 차이를 신경 쓸 필요는 없다고 생각한다. 두 단체의 교사 모두 전문적인 수준을 갖추고 있으며, 각자가 지닌 고유한 기술과 능력이 있을 것이다. 서로 간의 신뢰감과 친밀도, 교사의 기술, 편리함과 비용을 고려해 평가하면 된다. 교사를 선택하는 방법을 자세히 알고 싶다면 4장을 보라.

교육 계보

알렉산더가 사망한 이후 알렉산더 테크닉은 같은 이름을 내건 많은 교육 계보를 탄생시켰다. 각 계보는 독특한 스타일이 있는데, 이 스타일은 창시자의 개성을 반영하는 경우가 많다. 이 장에서는 세 개의 주요 계보를 간략히 소개할 것이다.

그런데 사실, 이렇게 계보를 설명하는 데는 위험이 따른다. 왜냐하면 각 계보는 당연히 자신이 창시자를 가장 충실히 계승하고 있으므로 하나의 '계보'에 불과한 것으로 폄하되면 안 된다고 생각하기 때문이다. 그래서 나의 이런 설명을 비난하는 글이 알렉산더 정기간행물에 실릴 수도 있고, 심지어 항의 편지가 올 수도 있다. 내가 어떤 의도를 품고 이런 말을 한다는 오해를 받지 않기 위해 나의 '계보'를 확실히 밝혔다. 공정하려고 노력하겠지만, 이러한 평가를 할 자격이 내게 있다고 확신할 수는 없다. 그러나 사실은 누구라도 마찬가지일 것이다. 이 일을 할 나의 유일하고 실질적인 자격이라면, 이런 마스터 교사들을 한 사람씩 다룬 〈디렉션(direction)〉(내가 발행한 정기간행물)의 특별호를 감독했고, 매 호를 편집하면서 세 계보의 교사들과 함께하며 논의한 경험이 많다는 점을 들 수 있다.

여하튼 알렉산더 테크닉의 역사를 조금이라도 알면 흥미롭기도 하고 유용할 것이다. 다른 모든 직종처럼 알렉산더 테크닉에도 정치적인 문제가 있다.

'정치적인' 문제에 관한 한, 마스터 교사와 관계가 먼 교사일수록 자신의 교육 계보를 인정하지 않으려는 경향을 보일 것이다. 그래서 만약 당신이 교사에게 계보를 물으면, 아마 질문이 부적절하다는 듯 일축해 버리거나, 적어도 불편한 기색을 보일 것이다. 그도 그럴 것이, 사람은 자신이 분류되는 것을 싫어하기 때문이다. 모든 사람은 하나의 개인이며, 요즘에는 과거에 비해 계보 따위는 신경 쓰지 않고 여러 스승에게 배우는 경우도 많다. 교사들은 당신에 의해 분류되기를 거부할 것이다. 특히 당신이 책에서 읽었다며 아는 척할 때는!

한 예로, 세계 최대 규모인 영국 알렉산더 테크닉 교사 협회는 한때 교사들을 가르친 선생에 따라 코드로 분류해 교사 명단을 정리했다. 하지만 이에 대한 교사들의 항의가 쇄도하자 결국 코드를 삭제해 버렸다.

계보들은 여전히 매우 순수한 형태로 존재하지만, 회색지대도 많이 있다. 게다가 현재 신세대 교사들은 내가 언급하지 않은 그들만의 특색 있는 영역을 만들어 가고 있다. 이들이 미래의 마스터 교사들이며, 자신들 고유의 알렉산더 테크닉 브랜드를 가졌다고 느낄지도 모른다. 그러니 내가 제공하는 정보를 받아들일 때는 주의하기 바란다. 이는 확정적인 분류가 아니라 단순히 배경을 설명하는 것이기 때문이다.

월터 캐링턴 (1915~2005)

간략한 전기

월터 캐링턴(Walter Carrington)은 2005년 사망하기 몇 주 전까지 런던에 살면서 교사 양성 학교를 운영했다. 내가 설명할 세 가지 계보 중에서 그는 계보를 전수한 마지막 마스터 교사였다. 그가 알렉산더 테크닉의 발전에 기여한 공은 말할 수 없이 크다.

1915년에 요크셔에서 성직자의 아들로 태어난 캐링턴은 원래 예수회 교단에 들어가려고 했다. 그의 삶이 다른 길로 가긴 했지만, 그는 여전히 고요하고 평온한 분위기를 풍겼고, 적을 만들지 않는 재주가 있었다. 알렉산더는 내가 태어나기 전에 사망했으므로 나는 그를 모르지만, 그의 삶이 한때 신뢰했던 측근들과의 타협할 수 없는 갈등으로 얼룩진 것을 잘 알고 있다. 하지만 캐링턴은 달랐다. 그는 알렉산더와 끝까지 두터운 신뢰와 친밀한 관계를 유지했고, 알렉산더가 사망한 이후 학교를 이어받아 운영했다.

캐링턴에게 알렉산더 테크닉을 처음 소개한 사람은 세인트 폴의 담임 선생님이었지만, 그의 어머니가 받은 성공적인 레슨이 큰 영향을 끼쳤다. 만성 소화불량에 시달리던 어머니가 알렉산더에게 일련의 레슨을 받고 건강을 되찾자, 캐링턴은 이 길이 가치 있는 직업이라고 확신하게 되었다. 그는 1939년에 교사 자격을 얻자마자 알렉산더 수업의 조교로 활동하며, 개인 레슨 교사에 필요한 능력을 갈고닦았다.

전쟁 중에 영국 공군으로 참전한 그는 헝가리에서 격추를 당해 포로가 되었다. 골반과 쇄골이 골절되는 등 끔찍한 부상으로 고통받던 그는 군 병원으로 호송되어 결국 귀향했다. 그는 말년까지도 부상의 후유증에 시달렸는데, 놀라운 건 항상 똑바로 세운 자세를 유지했다는 점이다!

전쟁이 끝난 뒤, 캐링턴은 알렉산더의 곁을 떠나지 않았고, 알렉산더가 미국을 방문할 때마다 학교를 지켰다. 캐링턴은 알렉산더와 함께 학교를 떠받치는 바위 같은 사람이 되었다.

캐링턴은 알렉산더의 '핸즈온'이 크게 발전하던 시기에 알렉산더 곁에 머물던 유일한 마스터 교사였다. 알렉산더는 79세에 뇌졸중이 발병한 이후 12개월 동안 한쪽 몸의 사용을 회복시키려고 노력했다. 몸의 마비와 전반적인 쇠약함은 쓸 수 있는 체력이 더는 남아 있지 않다는 의미였다. 이를 극복하고자 그는 신체의 힘에 덜 의지하고, 4장에서 언급한 디렉션의 집중과 명료함에 더 바탕을 둔 강력한 핸즈온을 개발했다.

유난히 가볍지만 강력한 이 '하지 않음(non-doing)' 터치가 수많은 캐링턴 교사들의 특징이다. 내가 이런 스타일을 교육받기 시작했을 때 이 방식은 분명히 나에게 많은 영향을 미쳤다.

교습 방식

전형적인 호주 사람이라는 것은 없듯이 전형적인 '캐링턴 식' 교사라는 것도 없다. 하지만 호주 사람은 대체로 이러저러하다고 말할 수 있듯이 캐링턴 식 교사들에게도 대체적인 특성이 있다.

캐링턴의 성격에서 비롯된, 이 계보의 가장 좋은 특징 중 하나는 학생을 편안하게 해 주는 데 중점을 둔다는 것이다. 이 방식에는 사람의 공포 반응이 지나치게 활성화되면 레슨에 진척이 없다는 깊은 의미가 숨어 있다. 두려움을 느끼는 사람은 습관적인 행동에 빠져서 익숙한 자아감을 붙들고 거기에 매달리게 되며, 그래서 자아에 수반하는 긴장 패턴을 바꾸기가 어렵다. 우리는 위험을 감수해도 될 만큼 주위 환경이 충분히 잘 지원해 주고 있다고 느낄 때 가장 잘 변화할 수 있다. 월터 캐링턴의 레슨, 그리고 그의 수많은 제자 교사들의 레슨은 많은 이야기를 나누면서 진행될 수 있고, 이야기의 주제조차 레슨과 무관한 경우가 많다. 캐링턴 자신이 대단한 이야기꾼이었으며, 자주 다른 학생들과의 경험담을 바탕으로 이야기의 실타래를 풀어 갔다.

캐링턴이 1989년 호주를 방문했을 때, 흥미롭게도 그는 학생들의 배경과 관련한 이야기를 이상할 정도로 많이 했다. 이때만 우연히 그런 것일까? 나는 궁금했다. 음악가는 음악에 관해, 승마선수는 승마술에 관해 할 이야기가 있을 것이다. 나는 이야기 자체가 교육의 도구가 되었음을 깨달았다. 이야기는 편안함과 소속감을 제공할 뿐만 아니라, 당사자의 상황을 암시하는 숨은 '메시지'

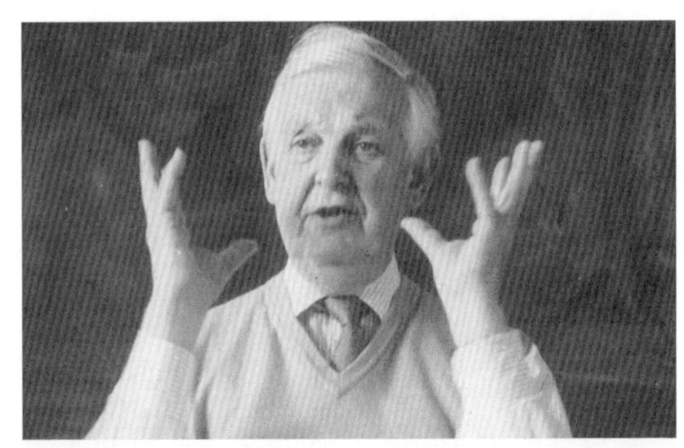

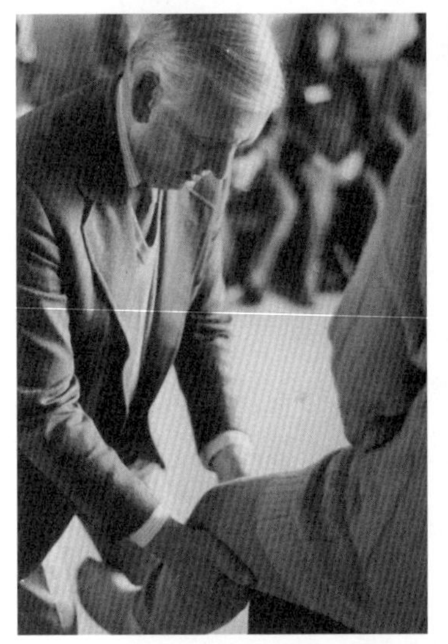

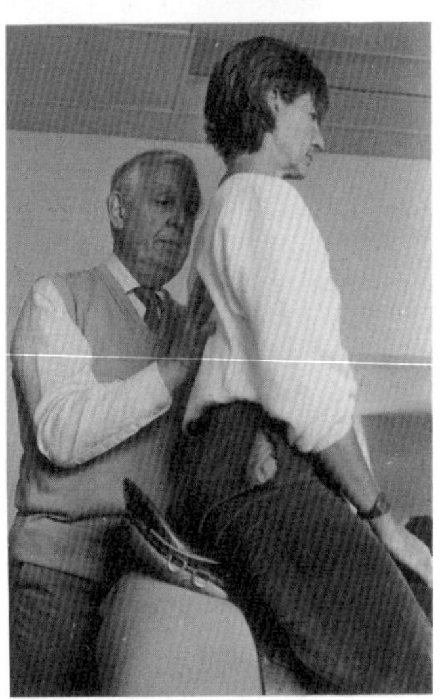

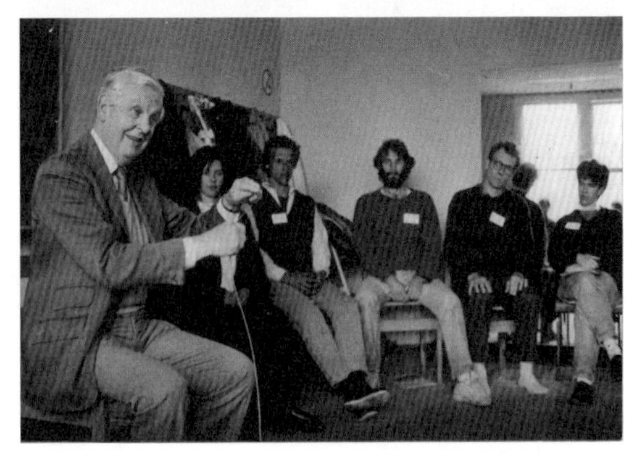

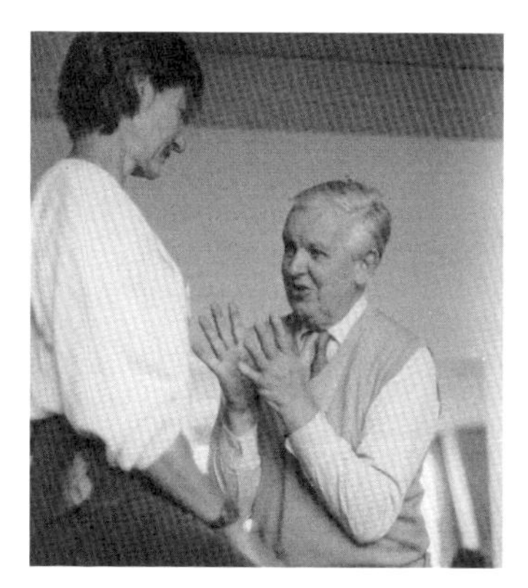

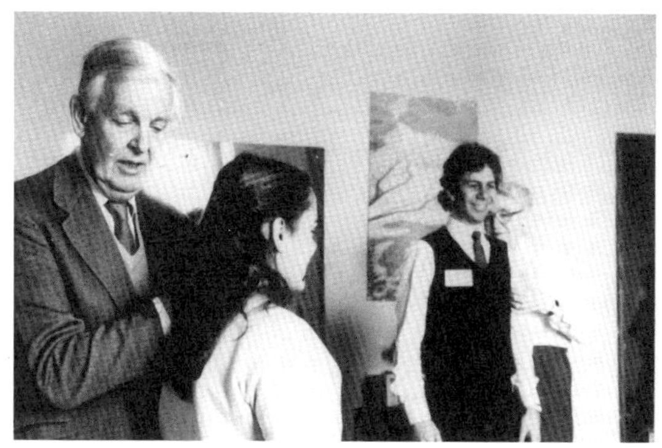

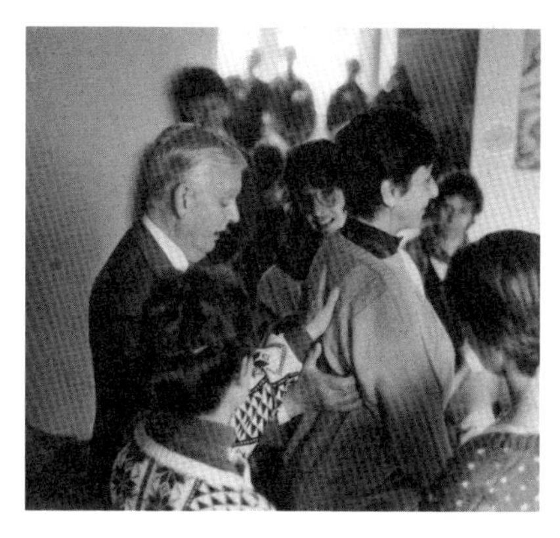

월터 캐링턴: 캐링턴에게 레슨을 받는 학생은 자신이 그에게 매우 특별한 사람이라는 느낌을 받았다. 월터는 승마를 매우 좋아했으며, 이 사진들이 보여 주는 모습은 그가 승마하는 사람들을 위해 개발한 '안장 레슨'을 가르쳐 주는 장면이다.

를 전달하기 때문이다.

캐링턴에게 레슨을 받는 학생은(나도 많이 받았다) 자신이 그에게 매우 특별한 사람이라는 느낌을 받았다. 알렉산더 레슨을 받을 때면 자신이 마치 교사에게 교정받기를 기다리는 실수투성이인 것처럼 느껴지기 쉽다. 학생들에게 이런 느낌을 주는 교사가 너무 많다. 이와 달리 캐링턴 방식의 중요한 특징은 학생을 있는 그대로 받아들여 주는 분위기, 여유로운 분위기를 만들어 주고 충분한 시간을 준다는 것이다. 캐링턴이 설명했듯이, 이는 단지 필요한 시간만을 내는 것이 아니라, 자신에게 충분한 시간을 주는 것이다.

이 방식을 비판하는 사람들은 얘기가 너무 많고 설명이 충분치 않다고 주장한다. 레슨이 끝나면 아주 좋은 기분을 느끼지만, 어찌해서 그렇게 되었는지, 혼자서 다시 그 상태가 되려면 어떻게 해야 하는지를 잘 모른다는 것이다. 그래서 학생은 교사에게 지나치게 의존하게 되고 스스로 변화할 힘이 없다고 느끼기 시작한다. 다시 말하지만, 스스로 판단하라. 자신이 배우고 발전하고 있다고 느낀다면, 개의치 마라.

내가 알기로, 이 계보에서 교육받은 교사는 학생에게 잘 설명하지 않는다! (내가 처음 배운 두 선생님도 캐링턴에게 교육을 받았다.) 어쨌든 많은 말로 설명하지는 않는다. 언어는 사실 너무 제한적이다. 당신(학생)은 자신의 존재를 새롭게 느끼는 존재론적 전환 과정에 있다. 그러니 과거의 당신이 새로운 당신을 어떻게 이해할 수 있겠는가? 불안해하고 만족하지 못하고 끝없이 추구하는 자아는 그 모든 것이 설명되기를 바라지만, 좋은 레슨을 받고 나면, 신경증에 가까울 만큼 변화를 갈망하는 절박함이 스르르 녹아 버리는 느낌을 받는다. 당신은 자신이라고 생각했던 것과는 멀어지고, 본래의 자신에 가까워진다. 애씀이 멈추고 받아들임이 시작된다.

이 새로운 경험으로 인해 당신은 완전히 새로운 방식으로 타인을 대하게 되며, 이것이 바로 레슨이 전달하고자 하는 존재의 새로운 특성이다. 이를 두고 과거의 방식과 무관한 존재론적 변화라고 말할 수도 있다. 궁금한 것을 모조리 질문하고 싶어 하는 굶주린 목소리는 단지 과거의 존재 방식의 한 측면일 수 있다. 그런 존재 방식을 이용해 어떻게 그 방식을 녹여 버릴 수 있겠는가? 과거의 습관을 이용해 그 습관을 바꿀 수는 없다. 그런 식으로는 되지 않는다. 레슨에서 중요하게 추구하는 점들은 자기를 받아들이기, 자신에게 여유를 주기, 지금 이 순간으로 들어오기, 있는 그대로의 자신에게 만족하는 경험을 하기다. 그리고 알고 싶어 하는 마음을 내려놓음, 애씀을 내려놓음, 지금 자신이 있는 곳을 (마음속에서) 떠나 다른 곳으로 가지 않음, 이것들은 그 자체로 변화의 표시들이다.

교사들이 있는 지역

1955년 알렉산더가 사망한 이후 캐링턴은 런던에서 교사들을 교육하며 여생을 보냈다. 지금까지 이 계보의 교사들 대다수는 런던이나 런던 근교에 살고 있다.

그가 배출한 교사 중 다수가 교사 양성 학교를 운영했거나 운영 중이다. 현재 영국에 캐링턴 계보의 교사 양성 학교가 몇몇 있다. 독일, 네덜란드, 스위스, 스웨덴, 미국, 호주에서도 이 계보의 학교들이 운영되고 있다.

현재 일본에 거주하는 나는 캐링턴에게 지대한 영향을 받은 교사 중 한 명이며, 내가 가르친 모든 교사도 마찬가지다. 캐링턴에게 배운 일본인 교사들이 다수 있지만, 그들은 교사 훈련을 마친 뒤에 해외에 남으려는 경향이 있다. 현재 고국으로 돌아오는 교사들도 있지만 극소수에 불과하다. 나는 1970년대에 런던에서 교사 과정 훈련을 처음 받았는데, 나를 지도한 세 명의 교사(폴 콜린스, 엘리자베스 랑포드, 비비안 매키)는 모두 캐링턴에게 배운 제자들이었다. 내가 일본에서 학교를 시작했을 때, 월터 캐링턴은 친절하게도 런던의 알렉산더 테크닉 교사 협회(STAT: Society of Teachers of the Alexander Technique)에 친히 추천서를 보내 나의 학교를 등록해 달라고 요청했다. 여러 가지 이유로 학교가 등록되지는 않았지만(139쪽에 있는 '교사의 자격'을 보라), 2005년 사망할 때까지 월터는 우리의 일본 활동을 계속 지지했으며, 이 일을 지속하라고 적극 격려했다! 비비안 매키 역시 나의 요청으로 일본을 정기적으로 방문하여 가수와 음악가를 위해 많은 워크샵을 진행한다. 현재 80대의 고령임에도 그녀는 모든 훌륭한 알렉산더 교사들처럼 여전히 놀라울 정도로 건강하고 활력이 넘친다.

패트릭 맥도널드 (1910~1991)

간략한 전기

패트릭 맥도널드(Patrick MacDonald)는 알렉산더의 충실한 지지자이자 명망 있는 눈과 귀 전문 외과 의사인 피터 맥도널드 박사의 아들이다. 맥도널드 박사는 전해 내려오는 알렉산더 야사에서 유명한 인물이다. 〈영국 의학 저널(British Medical Journal)〉에 미래의 의사 교육에 알렉산더 테크닉을 포함시키자고 제안한 글이 19인의 의사 명의로 실렸는데, 그는 이 편지를 기고하는 데 핵심적인 역할을 한 사람 중 한 명이었기 때문이다. 하지만 1937년에 이 글이 저널에 실린 뒤 얼마 지나지 않아 전쟁이 일어났고, 기대를 모았던 이 논의는 곧 사그라지고 말았다.

월터 캐링턴처럼 패트릭 맥도널드 역시 평생 알렉산더 교사로 활동했으며, 1935년에 알렉산더의 첫 번째 유급 조교로 시작해서 나중에는 런던에 있는 자신의 학교를 운영했는데, 그에게 알렉산더 테크닉을 배우러 온 이스라엘 사람들에게 특히 커다란 영향을 미쳤다.

그는 1910년 영국의 요크에서 태어났고 10살 때 알렉산더 테크닉을 처음 접했다. 알렉산더의 레슨 덕에 손떨림을 고친 그의 아버지가 아들의 선천적인 척추 굽음증을 해결하기로 결심했기 때문이다.

어린 패트릭은 첫 레슨을 즐겁게 받았고, 주기적으로 레슨을 받다가 1932년에 알렉산더 교사가 되기로 운명적인 결심을 한다. 캐링턴이 그랬듯이 그에게도 이 일은 단순한 '직업'이 아닌 소명이자 열정이며 평생의 과업이었다.

그는 교육생일 때도 알렉산더 없이 이루어지던—교육생들이 핸즈온을 연습하고 교수법을 서서히 발전시키던—특별 수업을 이끌었다고 한다. 맥도널드는 별나면서도 보수적인 사람이었다. 그는 규율과 책임감 같은 전통적인 가치를 소중하게 여겼지만, 환경과 보존에 관한 많은 '비주류' 운동이 세간의 관심을 받기 훨씬 전부터 이를 지지했다. 그는 종종 대기실에 그런 운동에 관한 소책자들을 놓아두어 학생들이 읽도록 했다.

그는 엄격하다는 평판을 얻기도 했지만(그는 이런 평을 좋아했다), 친절한 행동을 많이 했고 짓궂은 장난도 즐겼다. 그의 엄격함은 뛰어난 교사가 되고 싶은 바람에서 나왔다. 그는 어리석은 행위를 용납하지 않았으며 자기 자신을 가장 엄격하게 성찰하는 사람이었다. 그는 학생들을 대할 때도 중산층이 흔히 예의 차리며 쓰는 정중한 말들을 생략했다. 학생들에 대한 맥도널드의 판단에는 실수가 없었다.

그는 1937년에 런던을 떠나 버밍엄과 카디프, 브라이튼에서 개인 교습을 하며 기술을 연마했다. 1955년에 알렉산더가 사망한 이후 그는 알렉산더의 동생 보몬트와 일을 하게 되었고, 1957년에는 '알렉산더 재단'을 이끌면서 교사들을 교육하기 시작했다.

1960년대 초, 이스라엘 사람들이 런던으로 물밀듯이 몰려왔고 다들 맥도널드의 합리적인 접근법과 기술적으로 뛰어난 교수법에 매료되었다. 그들 중 많은 교사가 이스라엘에서 교육 과정을 열었으며, 그 결과 오늘날 이스라엘에서는 교사들이 대부분 맥도널드 방식을 채택한다.

수년 동안 몸이 쇠약해진 맥도널드는 1987년에 병이 들어 런던의 학교 운영을 그만두었으며, 그의 오랜 조교인 쇼샤냐 카미니츠(Shoshana Kaminitz)가 운영을 이어 갔다. 그는 은퇴 후 서섹스로 이사해서 1991년 사망할 때까지 계속 학생들을 가르쳤다.

교습 방식

맥도널드 스타일의 레슨은 매우 역동적일 수 있다. 맥도널드는 손이 유난히 강력해서, 학생을 여러 차례 반복하여 의자에 앉혔다가 세우기를 즐겼는데, 바로 연이어 하는 경우가 많았다. 나는 운 좋게도 1978년에 그의 손을 경험해 볼 수 있었는데, 정말이지 놀라운 레슨이었다. 나는 그가 뭘 했는지도 모르는 사이에 일어서 있었다. 그러더니 어느새 내 몸이 다시 내려가고 있었다!

'물러서기' 또는 '몸을 내버려 두기'는 특히 중요하다. 교사는 당신을 새로운 경험으로 안내하는 것이 목표이므로, 무언가를 하려고 할 때 이전의 오랜 습관이 다시 나오는 것을 '방지'해야 한다. 좋은 레슨에서 교사가 당신을 이렇게 유도한다면 이는 굉장한 경험이다. 의자에 앉고 서도록 지시하는 강력한 손의 힘을 경험하는 것 말이다.

런지(lunge)도 레슨에서 인기 있는 방법이다. 이 자세는 한쪽 다리를 다른 쪽 다리 앞으로 내딛고, 이 다리 쪽으로 무게를 옮기면서 무릎을 구부린다. 에롤 플린(호주 출신의 영화배우)이 적을 향해 검을 겨누는 장면을 상상해 보면 어떤 자세인지 이해하기 쉬울 것이다. 런지는 '원숭이' 자세의 사촌 격이며, 모든 계보의 교사가 언젠가는 가르치는 자세다. '원숭이'는 알렉산더의 '인체 메커니즘의 이점을 활용하는 자세'의 속어이며, 척추의 전체 길이를 유지하면서 고관절과 무릎, 발목을 구부리는 자세다.

아마도 맥도널드 계보의 가장 눈에 띄는 특징은 학생에게 의자에 앉고 서기 전에 두 발의 간격을 넓히는 다양한 연습을 시키는 점일 것이다. 발을 엉덩이 너비보다 넓게, 실은 훨씬 넓게 벌리기 때문에, 그냥 의자에 앉는다기보다 다리를 활짝 벌리고 걸터앉는 느낌에 더 가깝다. 이런 식으로 훈련하지 않는 다른 계보의 교사들 사이에서는 논란이 있는 방식이다. 알렉산더도 한때 이런 방식으로 가르쳤음을 보여 주는 사진들이 남아 있다.

맥도널드에 따르면, 신체를 길어지고 넓어지게 하면서, 평소의 습관적인 패턴과 매우 다른 협응 방식으로 의자에서 일어나게 하면 많은 경우 효과를 볼 수 있다고 하며, 그가 핸즈온으로 그리했을 때는 분명히 그런 효과가 있었다고 한다. 이 방식을 비판하는 사람들은 효과가 있다는 것은 착각이며, 매우 능숙하게 하지 않으면 다리와 무릎에 과도한 부담을 줄 수 있다고 주장한다. 당신 스스로 판단을 내려야 할 것이다. 레슨이 당신에게 도움이 되는가? 그렇다면 문제가 되지 않는다.

또 하나의 특징—모두가 그런 것은 아니지만, 이 계보에서는 두드러질 정도로 공통적인 특징—은 교사가 핸즈온을 하면서 중계방송 하듯이 진행 상황을 계속 설명해 준다는 점이다. 맥도널드 계보에서는 핸즈온을 하는 동안 교사와 학생이 서로 대화할 시간이 적은 편이다. 교사는 자신의 손으로 당신의 '알렉산더 디렉션' 또는 '지시'를 경험하게 하면서 이를 말로 상기시킬 것이다. 예를 들어, 교사는 '앞과 위로, 앞과 위로, 앞과 위로'를 거의 주문 외듯이 반복해서 말하면서, 교사의 손으로는 이 말이 무엇을 의미하는지 경험하게 해 줄 것이다. 이런 방식으로 당신은 말과 경험을 연결시키는 훈련을 받게 되고, 그 결과 그런 '지시'들이 당신에게 더 강한 의미를 지니며, 결국은 더 큰 효과를 발휘하게 된다.

'끌어올리기'도 매우 중요하게 여겨진다. '끌어올리기'는 맥도널드 계보에서 길게 늘인다는 뜻으로 쓰는 용어지만, 이 단어가 암시하듯 움직임이 일어나게 하는 역동적인 것으로 여겨진다. 맥도널드 계보에서는 '우선적 조절(Primary control)'을 매우 강조한다. 우선적 조절이란 목과 머리의 관계를 뜻하며 '끌어올리기'의 근원이다. 또 하나 중요한 원리인 '등 강화'는 '끌어올리기'를 할 때 불가피하고 자연스럽게 일어나는 부산물이다.

맥도널드 식의 레슨이 춤과 비슷하다고 보는 이들도 있는데, 내 경험에 비추어 보면 동의하게 된다. 알렉산더의 발견을 이렇게 역동적이고 활동적인 방식으로 가르치는 레슨을 받으면 지루

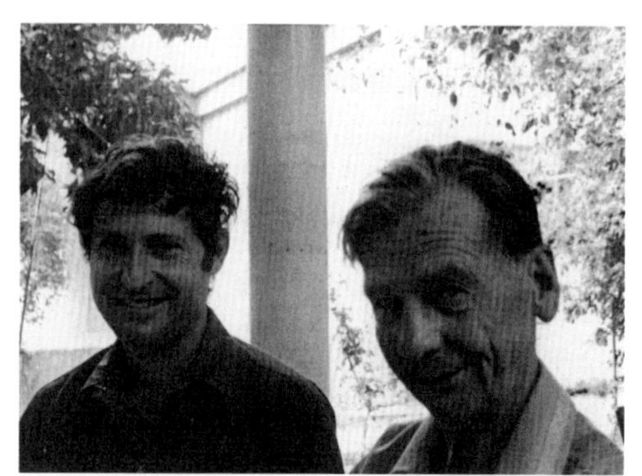

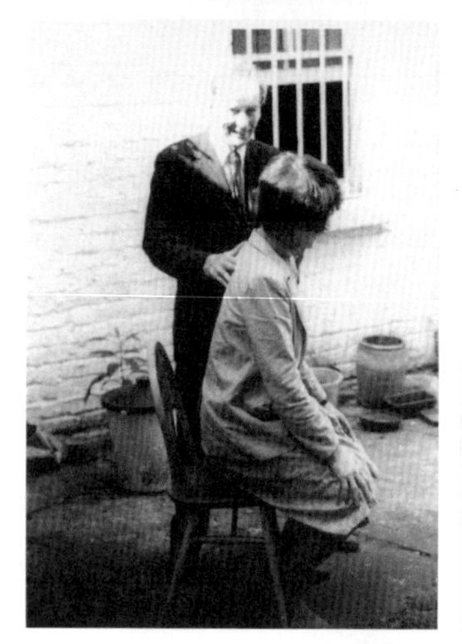

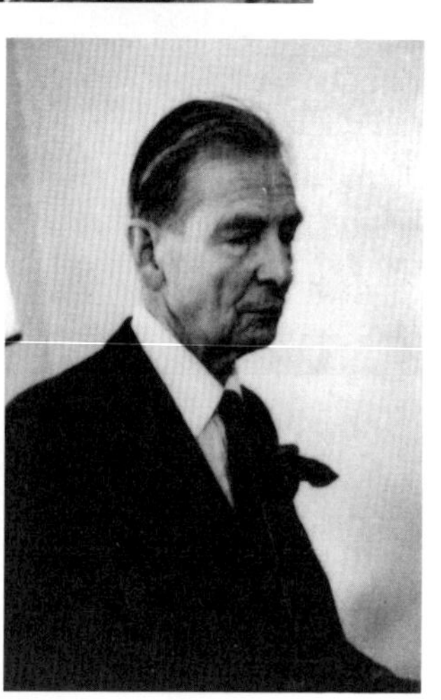

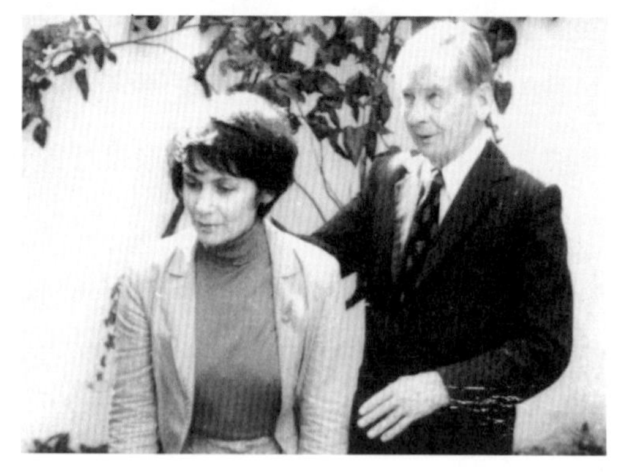

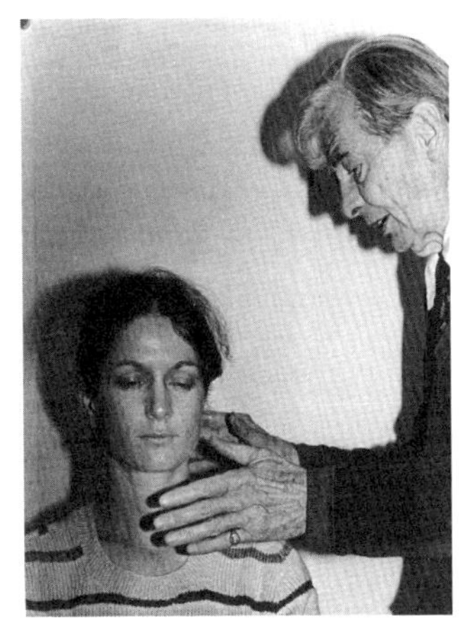
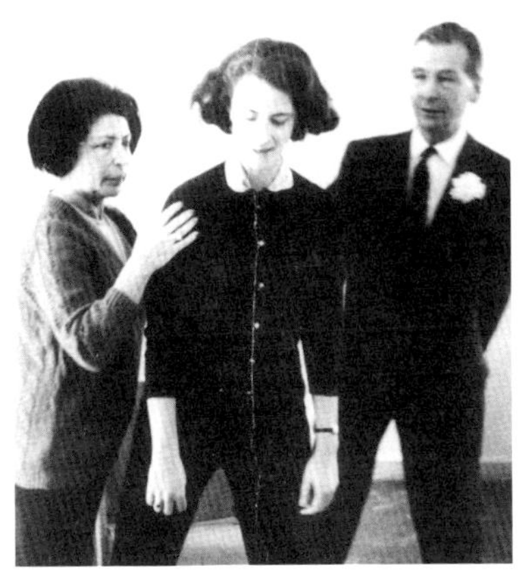

말년의 패트릭 맥도널드가 동료들과 레슨을 하는 사진.
현재 일본에는 맥도널드 계보에 뿌리를 둔 교사가 많다.

함을 느끼기 힘들다.

교사들이 있는 지역

맥도널드에게 직접 훈련받은 교사들은 대부분 런던이나 영국에 있다. 그리고 영국과 세계 여러 나라에서 활동하는 2세대, 3세대 교사는 훨씬 많다. 이들은 맥도널드에게 배운 교사들에게 배운 사람들이다. 2세대 교사들은 맥도널드보다 1세대 교사들에게 더 큰 영향을 받았다.

그 외의 나라들을 보면, 이스라엘에는 거의 100퍼센트 맥도널드 방식의 2세대, 3세대 교사들이 활동한다. 그동안 이스라엘에는 맥도널드의 옛 제자들이 운영하는 교사 양성 학교가 최대 13개 설립되었다. 그뿐만 아니라 스위스와 독일, 미국에도 맥도널드 계보의 교사 양성 학교들이 있다. 알렉산더 교사가 있는 세계 대부분 지역에서 맥도널드 계보의 교사를 찾을 수 있을 것이다.

마저리 바스토우 (1899~1996)

간략한 전기

마저리 바스토우(Marjorie Barstow)는 나의 선생이자 친구였다. 운좋게도 나는 선생님이 사망하기 전 10년 동안 그녀 밑에서 재교육을 받을 수 있었다. 내가 선생님을 처음 만났을 때 그녀는 86세였는데, 나를 돌아보며 말했다. "나는 너무 늙었어요. 골동품 같은 사람이랍니다!" 그녀는 단 한 번도 지나치게 심각한 모습을 보인 적이 없다. '미소를 띠면 언제나 움직임이 더 좋아진다.'가 그녀의 모토였다. 교육생들은 그녀를 마지라는 애칭으로 불렀는데, 그녀는 알렉산더가 직접 건네는 공인 교사 자격증을 첫 번째로 받은 제자였다. 알렉산더에게 교육을 받은 1기 동기생 중에 그녀가 처음으로 자격증을 받은 것이다. 마저리를 뺀 다른 동료들은 교사 자격을 얻기 위해 1년을 더 기다려야 했다. 패트릭 맥도널드는 그녀를 회상하며 이렇게 말했다. "오, 그래요. 우리 모두 그녀가 우리 중 최고라고 생각했지요."

실제로 그녀는 알렉산더 이후 가장 많은 영향을 미친 교사이자 많은 논란을 불러일으킨 교사 중 한 명이었다.

마저리는 1899년 미국 네브라스카 주의 오드에서 태어났다. 1

차 세계대전 직후 미국의 중부 지역에 살던 마저리는 당시에 여성에게 주어진 전통적인 역할을 거부하고 네브라스카 대학에 입학했다. 그녀는 항상 움직임에 관심이 많았고, 1921년에 졸업한 뒤에는 집 차고 위에 스튜디오를 마련해 발레와 사교댄스를 가르치기 시작했다. 하지만 머지않아 학생들이 보이는 실력 향상에 만족하지 못하게 되었다. 그녀는 훈련하는 동안 어느 지점을 지나면 그녀가 가르치는 방법으로는 학생들의 몸 사용이 개선되지 않는다는 것을 깨달았다.

마저리는 이야기한다.

"오래전 어느 여름, 나는 뉴욕에서 선생님에게 춤을 배우고 있었어요. 하루는 선생님이 아파트로 〈애틀랜틱 먼슬리(Atlantic Monthly)〉라는 월간지를 갖고 왔는데, 거기에 하비 로빈슨이 쓴 '철학자의 돌'이라는 기사가 있더군요. 이 사람, F. M. 알렉산더에 관한 기사였지요. 선생님도 나도 그 사람에 대해 들어 본 적이 없었지만, 함께 그 기사를 읽고 나서 선생님은 '언젠가 이분에게 배워 보고 싶네요!'라고 말했어요. 그리고 1, 2년쯤 뒤에 선생님은 정말로 영국에 가서 몇 주간 알렉산더에게 배웠고, 돌아올 때 알렉산더가 쓴 두 권의 책을 갖고 왔지요."

그 두 권의 책은 《인류의 위대한 유산(Man's Supreme Inheritance)》과 《개인의 의식적이고 건설적인 제어(Conscious Constructive Control of the Individual)》였다. 마저리는 "나는 그 책들에 온통 마음을 빼앗겨서 다른 일은 다 제쳐 두고 이 책들을 먼저 읽고 싶어 했어요."라고 말했다.

1927년, 그녀는 최근에 손에 넣은 비디오 카메라를 팔에 끼고(마저리는 항상 시대를 조금 앞서갔다) 여동생과 함께 런던으로 향했다. 그리고 6개월간 두 자매는 알렉산더와 그의 동생 알버트 레단(Albert Reddan)에게 번갈아 가며 주중에 매일 레슨을 받았다.

런던에서 돌아온 지 얼마 지나지 않아 마저리는 알렉산더에게서 그의 첫 교사 과정에 수강생으로 초청한다는 편지를 받았고, 1931년에 교사 과정에 들어갔다. 3년 뒤인 1934년에는 미국으로 돌아와, 보스턴의 학교에서 알버트 레단의 조교로 6년간 학생들을 가르쳤다. 그 뒤 가업을 맡아야 하는 집안 사정 때문에 링컨으로 돌아가야 했다.

교습 방식

이후 오랫동안 마저리는 미국의 일반적인 알렉산더 공동체에 모습을 거의 드러내지 않았다. 하지만 연습을 멈춘 것은 아니었다. 이 기간에 그녀는 자신에게 '엄격해지기로' 결심했다고 한다. 그리고 훗날 종종 말하기를, 이 시기 이전에는 자신이 알렉산더 테크닉을 제대로 이해하지 못하고 있었다고 했다. 의자에 앉고 서는 등 알렉산더가 개발한 방법 외에도 모든 종류의 활동에 알렉산더의 발견을 적용할 수 있음을 그녀가 확신하게 된 것은 아마 이 시기였을 것이다.

현재 마저리 계보의 특징 가운데 하나로 널리 알려진 것은, 알렉산더가 처음 적용한 원리를 확장하는 작업이다. 이러한 응용 방식은 전통적인 테이블 레슨과 의자 레슨보다는 자신의 예술 기법에 직접 적용하기를 좋아했던 무용수와 음악가, 다른 공연 예술가들에게 인기를 얻었다.

마저리는 그룹 수업 방식을 개척했는데, 많은 교사는 알렉산더 테크닉을 효과적으로 배울 수 있는 실용적인 방식이 아니라고 생각했고 지금도 그렇다. 마저리는 확실히 그러한 생각을 뿌리째 뒤집었다. 1950년대에 그녀는 네브라스카 대학교의 초청으로 장기간의 그룹 수업을 시작했다. 그녀가 소규모 그룹 수업을 병행하며 이 일을 계속하는 동안, 이 초원 지대의 도시까지 먼 길을 찾아오는 알렉산더 교사와 학생들이 점점 늘어났다. 혁신적인 교사라는 그녀의 명성이 미국의 알렉산더 공동체로 퍼져 나가기 시작했다.

1973년, 마저리는 텍사스 주 댈러스에 있는 서던 메소디스트 대학교 연극부의 초청을 받아서 알렉산더 테크닉을 가르쳤는데, 이 일을 계기로 그녀의 그룹 수업 기술은 일취월장하게 되었다. (마저리는 이 방법을 늘 '알렉산더 씨의 발견'이라고 불렀고, 알렉산더 테크닉이라고 부르는 경우는 무척 드물었다.) 이 대학은 사전에 수업 개요를 거의 설명하지 않은 채, 마저리가 도착하자 60명 정원의 한 반에게 주 4회 수업을 해 달라고 요청했다. 마저리는 많은 인원을 한꺼번에 가르치는 방법을 찾아냄으로써 대학 당국을 실망시키지 않았다.

네브라스카 대학에서 수년간 실험을 해 본 덕에, 그녀는 감당하기 힘든 교사 대 학생 비율에도 불구하고 스스로도 놀랄 만한 결과를 이끌어 냈다. 그 후 대학, 극장, 무술 학교, 음악 캠프, 알렉산더 교사 과정 등에서 초대가 쇄도하자 그녀는 그룹 수업 방식을 발전시키기 시작했으며, 이 방식은 이제 마저리 계보 특유의 수업 방식에 일부가 되었다.

이 계보에 바탕을 둔 교사에게 받는 레슨은 다른 계보보다 교사와 학생 간에 더 많은 대화를 주고받을 가능성이 있다. 이 말은 거칠게 일반화한 말이니 적당히 에누리해서 들어야겠지만, 마저리는 언제나 캐링턴이나 맥도널드, 또는 내가 알기로 알렉산더조차 취하지 않았던 방식으로 학생에게 질문을 했다. 마저리의 교육 방식은 독특했다. "느낌이 어때요?", "그때 당신은 뭘 했죠?", "머리를 어떻게 디렉션할 건가요?", "당신이 말한, 머리를 '띄운다'는 게 무슨 뜻이죠?"와 같은 질문을 했다. 이러한 레슨을 좋아하는 학생도 있었지만, 조금 곤란해하는 학생도 있었다.

바스토우 스타일에서는 자신과 다른 사람을 관찰하는 일이 매우 중요하다. 개인 레슨과는 달리 그룹 수업에 중점을 두기 때문이다. 만년의 마저리는 테이블 레슨을 하지 않았고 제자들에게도 별로 가르치지 않았다. 따라서 이 계보에서는 테이블레슨을 할 가능성이 적다.

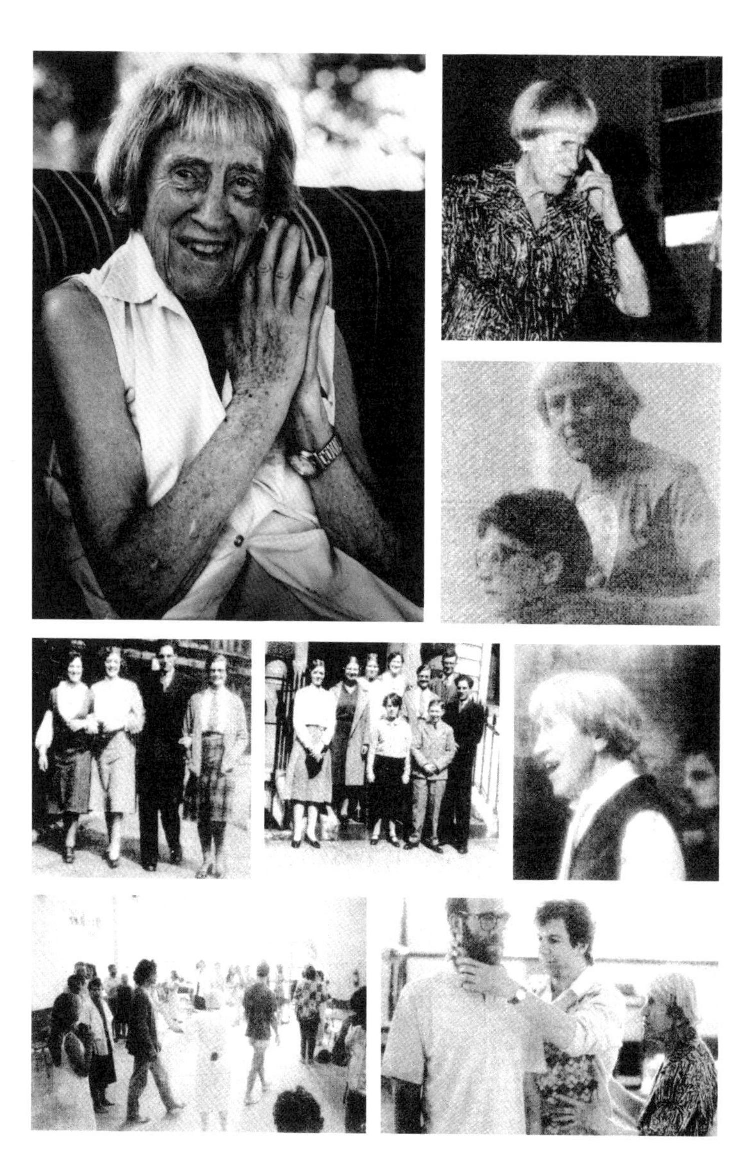

마저리 바스토우는 알렉산더의 교사 훈련 과정을 마친 첫 번째 교사였으며,
1996년에 사망할 때까지 세계 곳곳에서 교육을 했다. 오늘날 일본에서
활동하는 교사들은 대부분 마저리의 계보에 뿌리를 두고 있다.

교사들이 있는 지역

진지한 교육생들이 모이기 시작한 곳은 미국의 링컨이었다. 마저리에게서 어떠한 제안도 보장도 받은 바가 없었지만, 이들은 '알렉산더 씨의 발견'을 더 배우기 위해 집과 가족을 떠나거나 직장을 그만두고 링컨으로 이주했다. 보석 같은 교사만이 이런 헌신을 이끌어 낼 수 있다. 마저리에게는 뭔가가 있었고, 그녀에게 배우는 특혜를 누린 우리는 그렇다는 것을 알고 있었다.

마저리의 방식이 3년의 정규 교육을 마친 알렉산더 교사들의 방식과 정치적인 긴장 관계를 빚은 이유는, '교육하지 않는 교육'을 하는 그녀의 도제 방식 교육의 역설적인 성격 때문이었다. 마저리는 자발적으로 나서서 교사들을 교육하려 하지도 않았지만, 배움을 갈구하며 그녀와 함께 지내려고 링컨으로 찾아오는, 교사가 되고 싶은 학생들을 도울 지혜가 자신에게 있음을 굳이 부인하지도 않았다. 알렉산더 공동체의 당황한 일꾼들은 그녀에게 "교사 과정을 하시나요?"라며 교사 훈련을 요구하기 시작했다. 그럴 의도가 없었던 그녀는 진지하게 "아니요."라고 대답했다. 그러고는 장난스러운 눈빛으로 "하지만 교사가 되려는 사람들을 돕지요."라고 덧붙였다. 이는 관료적인 일꾼들에게는 다소 선문답처럼 들렸으며, 그녀의 말년에는 시대의 풍조와 정치적인 문제들로 인해 전반적인 알렉산더 공동체에서 마저리 계보의 교사들에 대한 반감이 오래 남아 있었다.

물론, 나는 일본에서 1999년부터 교사 교육을 해 왔다. 내가 운영하는 '바디챈스(BodyChance)'는 현재 세계에서 가장 규모가 큰 교사 교육 기관이다. 현재 우리가 100명이 넘는 일본인에게 교사 교육을 제공하고 있으니, 마저리의 업적은 일본에서 건강하게 살아 숨 쉬고 있다!

오늘날 이 계보의 교사들은 대부분 미국, 일본, 독일, 호주 등에서 찾아볼 수 있는데, 이곳에서는 마저리에게 장기간 교육받은 교사들이 지도하는 교육 과정들이 운영되고 있다. 영국과 유럽에서는 이 계보의 교사를 거의 찾아볼 수 없다. 대신, 마저리 계보에 대한 잘못된 정보와 오해를 꽤 많이 접하기 쉽다. 만약 당신이 부정적인 의견을 접한다면, 그 교사가 이 계보의 교육을 얼마나 많이 직접 경험해 보았는지 확인해 보는 게 좋다. 앞서 언급한 단체인 ATI에서 바스토우 계보의 영향을 받은 교사들을 다수 찾을 수 있다.

결론

물론 다른 계보도 많이 있다. 알렉산더의 조카인 마저리 발로우와 그녀의 남편 발로우 박사가 힘을 합쳐 알렉산더 테크닉 발전에 크게 기여하였는데, 이 역시 다른 계보 중 하나다. 발로우 여사가 수많은 교사를 양성한 반면, 발로우 박사는 알렉산더 테크닉이 공연 예술과 의료인들에게 널리 받아들여지도록 도움을 주었다. 하지만 이들의 교육생들은 아직 스스로 교사 과정을 만들지 않았고, 유일하게 영국에 하나 있기 때문에 앞서 언급한 세 가

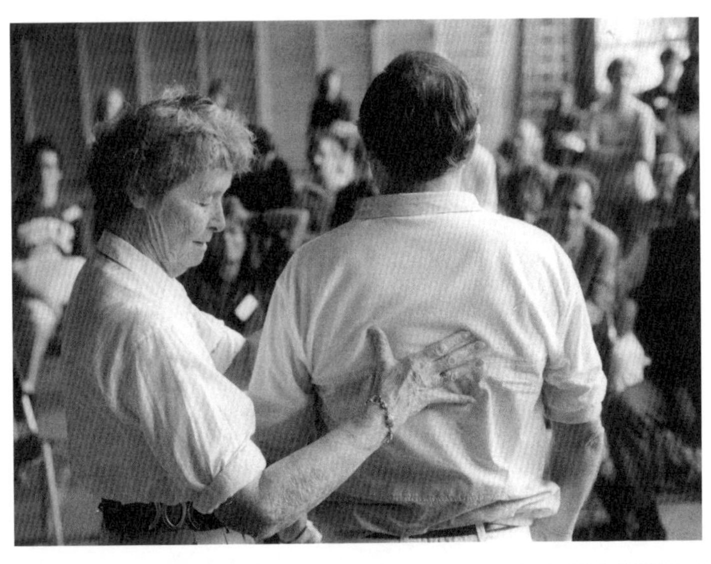

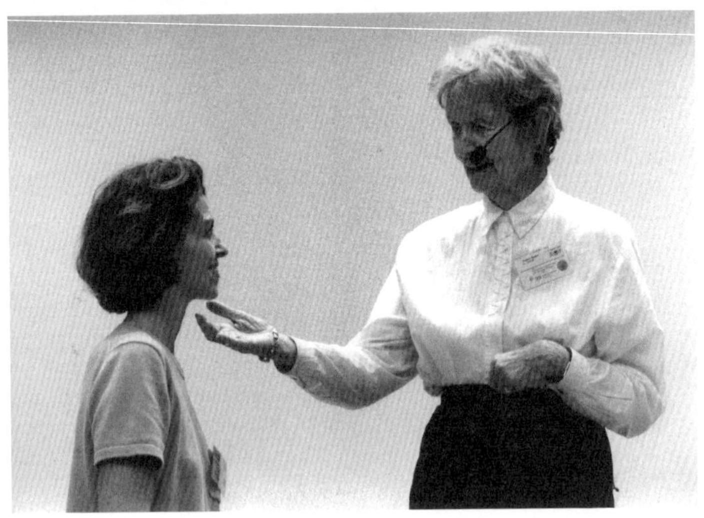

알렉산더의 조카인 마저리 발로우가 레슨을 하는 장면. 일본에는
윌프레드 발로우와 마저리 발로우에게 훈련받은 교사들에게
훈련받은 3세대 교사가 몇 명 있다.

지 계보와 비교해 그 영향력과 존재감이 크지 않다.

마지막으로, 당신은 계보가 아니라 개인에게 레슨을 받는 것이다. 어떤 교사도 알렉산더처럼 가르칠 수 없으며, 어느 계보의 교사도 똑같지 않다. 교사의 개인차가 너무 커지면 교사의 '계보'는 상관이 없어질 것이다. 내가 이렇게 말하는 이유는 '표준적인' 알렉산더 레슨 따위는 없다는 사실을 강조하기 위해서다. 처음에 교사에게 만족하지 못했다면 당신에게 더 잘 맞는 교사가 분명히 있을 테니 다른 교사들도 만나 보라.

프랑스에서 알렉산더 테크닉의 발전

이 책은 2009년에 프랑스 어로 번역 출간되었다. 이 과정 중에 내가 프랑스에서 이루어진 알렉산더 테크닉의 발전에 관한 정보를 더 수집했기에, 알렉산더의 발견이 세계적으로 어떻게 발전하고 있는지 알고 싶은 독자들을 위해 그 내용을 여기에 추가한다.

프랑스에서는 맥도널드와 캐링턴 계보가 가장 일반적이다. 대다수 교사는 앞서 말한 두 단체에 가입해 있다. 지난 25년간 프랑스에 교사 과정들이 만들어지면서 교사의 수가 증가했다.

프랑스의 선구자 중 한 명은 교사인 마리 프랑스와즈 르 폴 뽀쏨뻬다. 그녀는 1970년대에 런던에서 패트릭 맥도널드에게 배웠고, 1984년에 파리에서 첫 교사 과정을 시작해서 1995년에 학교를 닫을 때까지 디렉터로 있었다. 이 기간에 그녀는 많은 교사를 자신의 학교로 초청했으며, 그중에는 나도 있었다! 딜리스 캐링턴, 월터 캐링턴, 마저리 바스토우와 같은 일부 1세대 교사들도 그녀의 학교를 방문했다. 수년에 걸쳐 STAT(알렉산더 테크닉 교사 협회)와 다양한 분쟁을 벌인 탓에 그녀의 교사들은 결국 대부분 ATI(알렉산더 테크닉 인터내셔널)의 회원이 되었다.

그리고 2000년, 80을 바라보는 아스트리드 콕스가 프랑스 알렉산더 테크닉 연합인 l'EFFTA(Ecole Française de Formation à la Technique Alexander)의 승인을 받은 교사 과정을 열었다. 아스트리드는 1970년대에 내가 런던 하이게이트의 알렉산더 연구 학교(School of Alexander Studies)에서 배우던 시기에 함께 교육을 받았다. 그녀는 캐링턴 계보에 속한다.

2005년, l'EFFTA는 오디세 갸보가 새로운 대표가 되면서 이름이 L'ETAPP(Ecole de la Technique Alexander pour Professeurs à Paris)로 바뀌었다. 마리 프랑스와즈처럼 오디세도 1980년대에 런던에서 맥도널드에게 교육을 받았다. 오디세는 영국과 독일의 몇몇 학교와 파리의 마리 프랑스와즈 밑에서 조교 생활을 했다. 그녀는 스웨덴에서 10년 동안 개인 교습을 하다가 프랑스로 왔다.

6
혼자 연습하기

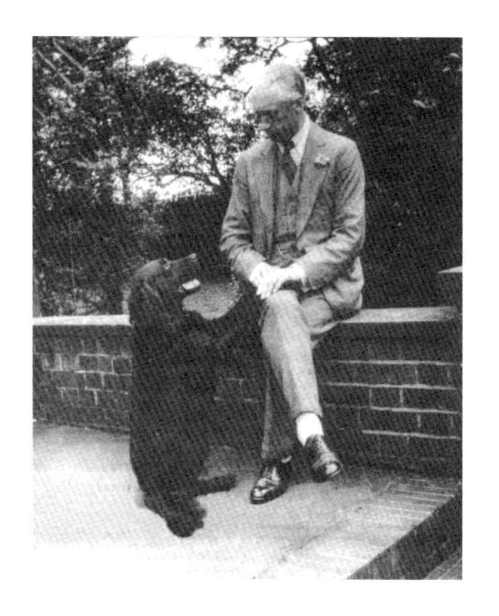

"당신은 운동을 하거나 옳은 것을 배우러 온 게 아니라, 당신을 항상 잘못으로 이끄는 자극을 알아내어 다루는 방법을 배우러 온 것이다."

-F. M. 알렉산더

이 장에서 설명하는 자가 연습법은 내가 그룹 수업을 위해 개발한 과정과 방법이다. 이 방법은 알렉산더 테크닉의 방법에 기반을 두고 목적도 같지만, 전통적인 알렉산더 레슨과는 다르다.

알렉산더 레슨은 교사의 손이 유도하는 '감각'이 주요 요소이며, 이는 레슨에서 진행되는 다른 모든 논의와 과정, 관찰의 토대가 된다. 하지만 혼자 연습할 때는 이 요소가 빠진다.

교사로 활동하며 내가 줄곧 마음에 품었던 의문은, 초심자가 교사의 손 없이 혼자서 자유롭고 편안한 '알렉산더 경험'을 할 수 있는 방법이 있는가였다. 이 질문이 혁명적인 연구 과제였던 이유는, 내가 만약 이 질문에 성공적으로 답할 수 있다면 알렉산더 교사가 필요하지 않을 것이기 때문이다. 이 장에서 상세하게 설명하는, 내가 개발한 첫 두 가지 과정을 정확하게 행하면 새로운 수준의 몸 사용을 경험하게 될 것이다. 세 번째 과정은 내가 고안한 것이 아니라 알렉산더 교사들이 사용하는 매우 일반적인 절차로서 4장의 '테이블 레슨'에서 설명했다.

이 세 과정은 7장에서 설명하는, 알렉산더의 관찰 방법이었던 정확한 실험적 거울 관찰 방법과는 다른 방식으로 접근한다. 여기에서 설명하는 과정들은 명상 모델에 기초하며, 우선 마음을 가라앉히고, 신중하게 정한 순서대로 디렉션을 준다. 이렇게 순서대로 디렉션을 주는 동안 집중을 유지하는 일이 긍정적인 결과를 얻는 데 대단히 중요하다. 그러니 이 절차를 따라 한다고 해서 반드시 즉각적인 효과를 본다고 장담할 수는 없다. 가치 있는 것들이 모두 그렇듯이 연습이 필요하다.

제안을 하자면, 친구와 함께 실험하면 좋을 것이다. 한 명이 디렉션을 소리 내어 읽고, 다른 사람이 그것을 실행하는 데 집중한다면 도움이 될 것이다. 또는 자기 목소리로 녹음해서 직접 들으면, 이 과정에 익숙해져서 나중에는 이런 도움 없이도 혼자서 실험할 수 있을 것이다.

자기 수용 감각

자기 수용 감각(proprioception)[13]이란 신체를 감지하는 몸의 능력이다. 이 감각은 이 세 과정이 각각 작동하는 이유를 이해하는 열쇠다. 당신은 자신의 신경계가 지닌 강력한 이미징(imaging) 시스템을 활용하는 법을 배울 텐데, 이 시스템은 인체 내 모든 근육과 인대, 힘줄에 자리한 수백만 개의 자기 수용 감각 수용기에 내장되어 있다.

이 수용기들은 계속해서 메시지를 보내지만, 우리는 외부 대상들을 보고 듣고 냄새 맡고 맛보고 감촉하는 것과 같은 다른 감각들을 사용하기 위해 대체로 이 메시지 인식을 억누른다. 흥미롭게도 다른 모든 감각은 우리가 외부 현상들과 관계 맺는 방식을 결정하는 데 관여한다. 예를 들어, 후각은 실제로 우리가 다른 물질의 분자를 받아들이게 한다.

하지만 인체의 내부 세계만을 다루는 감각은 유일하게 자기 수용 감각밖에 없다. 이 감각은, 우리가 충분히 접근하기만 하면, 이

---

13 신체 내부의 감각으로서 신체 부위의 위치, 자세, 평형, 움직임을 감지하는 감각. '고유 수용 감각'이라고도 한다.—옮긴이

전까지 자신에 대해 알아차리지 못했던 정보를 엄청나게 많이 알게 해 주는 기적 같은 감각이다. 이 장에서는 이 자기 수용 감각에 민감해지도록 스스로 훈련하는 방법을 간략히 소개할 것이다.

더 많이 연습할수록 더 자연스럽게 자기 몸을 알아차리고, 자신이 어떻게 몸을 조절해서 움직이는지 더 정확하게 인식하게 된다. 이 연습의 효과는 걷기와 구부리기 등 일상에서 하는 다른 모든 동작으로 확대된다. 그러니 지금 바로 조용히 앉아서, 자신의 자기 수용 감각을 이용해 자신에게 가장 먼저 일어나는 긴장 패턴(primary holding pattern)을 느껴 보라.

가만히 있기

이 세 가지 과정을 하는 동안에는 명상을 할 때처럼 일정 기간 가만히 있을 필요가 있다. 얼마나 오래 가만히 있을지는 알아서 결정하되 처음에는 10분도 충분하다.

왜 그리도 많은 사람이 가만히 있는 것을 두려워할까? 혹은 이렇게 질문해 볼 수 있다. 왜 우리는 가만히 있지 못하고 자꾸 움직이는 것일까? 지금 당장 자신을 관찰해 보라. 이 책을 읽으면서 가만히 있었는가, 아니면 발을 흔들거나, 머리를 만지작거리거나, 껌을 씹거나, 입술을 깨물거나, 불필요하게 다리에 힘을 주거나 무언가를 쥐고 있지 않았는가? 자신을 유심히 관찰하며 정직하게 분석해 보면 꼭 필요하지 않은 무언가를 하고 있다는 것을 알게 될 것이다. 왜 그럴까?

가끔 나는 혼자서 작은 놀이를 한다. 이를테면, 카페에서 한 사람을 선택해 그가 끊임없이 움직이는 모습을 지켜보며, 그 움직임이 순간순간 다른 움직임으로 변하는 모습을 관찰한다. 그는 처음에는 손가락을 두드리다가, 멈추고 다리를 꼬며, 몇 초간 가만히 있다가, 탁자 위의 소금통을 만지작거리더니, 담배에 불을 붙여 뻐끔뻐끔 피운다. 그러고 나서……

이런 행동은 결코 멈추지 않는다. 우리는 언제나, 언제나, 언제나 가만히 있지 못하고 자꾸 움직인다. 인간을 뜻하는 휴먼 빙(human 'being')은 잘못 붙여진 이름이다. 우리는 자신을 휴먼 두잉(human 'doing')이라 불러야 한다. 우리는 저변에 있는 이 '가만히 있지 못함'을 너무 자주 경험하는데, 그것은 이런 사소하고 하찮아 보이지만 끊임없이 이어지는 활동으로 자신을 드러낸다.

이런 활동을 멈춰 보라. 그저 가만히 있으면서 조용히 자신을 지켜보라. 이 책을 읽으면서 지금 해 보라. 할 수 있겠는가? 우리가 이렇게 계속 몸을 움직이는 데는 근본적인 이유가 있다. 자신에게서 '벗어나려는', 어떤 불편하고 불안한 느낌을 '벗어나려는' 시도인 것이다. 꼼지락거리는 몇몇 행동을 분석해 보라. 왜 그런 행동을 하는 것일까? 그런 움직임이 당신의 내면에서 들려주는 대답은 무엇인가? 어떤 필요, 어떤 충동 때문이라고 말하는가? 이런 움직임을 지시하는 것은 뭔가를 추구하고 원하는 마음인가?

항상 이렇게 몸을 움직이면 산만해져서 자기 저변의 상태를 경험하지 못하게 된다. 움직임을 멈추고 이 상태를 경험하다 보면 1

분 안에도 매우 강한 감정이나 느낌이 일어날 수 있는데, 처음에는 현기증과 메스꺼움, 두려움, 불안감을 경험하는 경우가 많다. 가만히 있지 못하겠다고 선언하는 학생들도 있었다. 그들은 단 1분도 가만히 있을 수 없었고, 그렇게 있어 보라는 나의 요청에 화를 냈다. 반면에 소수의 사람은 이렇게 움직임을 멈추었을 때 더할 나위 없는 행복과 편안함을 느낀다. 아마도 당신은 이 양극단 사이의 어디쯤을 경험할 것이다.

우선적 긴장 패턴

1단계: 자기 수용

첫 단계인 '가만히 있기'에는 더 깊은 의미가 있는데, 이는 자기 자신을 받아들이는 것이다. 불편해짐으로써 편안해져라. 무언가를 '더 좋게' 만들려는 노력을 포기하라. 자신의 모든 '불완전함'까지도 껴안아라. 부정하려는 마음이 배경에 깔려 있다면 변화할 수 없다.

이 경우에 부정이란 현재의 자기 자신으로 온전히 있으려 하지 않는다는 의미다. 자세 교정을 하려는 이유는 어떤 불편함을 없애고 싶기 때문이지만, 이 과정에는 대개 원래 의도와는 달리 불편함이 따른다. 이는 마치 자신을 다른 곳으로 밀어내기 위해 불편함을 이용하는 것과 같은데, 여기에 아이러니가 있다. 밀어내기 위해서는 밀어낼 무언가가 필요하다. 불편함에서 벗어나기 위해

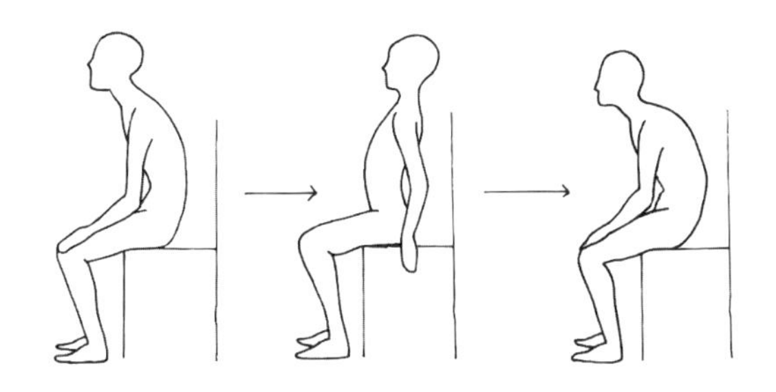

그림 6.1 자신이 구부정하게 앉아 있음을 깨달으면, 먼저 윗몸을 쭉 펴고 있으려고 엄청난 노력을 기울이지만, 좀 있으면 피로감을 느껴 결국 이전보다 더 구부정한 자세가 된다.

아무리 열심히 노력해도 벗어나려는 행위에는 늘 불편함이 필요한 것이다. 알렉산더는 말한다.

"애쓴다는 것은 우리가 이미 아는 것을 강조하는 것일 뿐이다."

그것은 진퇴양난의 상황이다. 당신은 불편함에서 벗어나고 싶지만, 그러기 위해서는 그 불편함을 이용해야 한다. 그러므로 당신에게는 언제나 불편함이 있다. 쉽게 이해해 보자. 만약 당신이 윗몸을 쭉 펴고 앉으려 한다면, 구부정하게 앉아 있기 때문일 것이다. 한동안 윗몸을 쭉 펴고 앉아 있으면 어떻게 되는가? 그림 6.1은 그 과정을 보여 준다. 결국엔 더 구부정한 자세가 된다.

자기 수용은 역설적이게도 결코 끝나지 않을 것 같은 이 악순환에서 탈출하는 방법이다. 당신은 자신을 바로잡아야 할 오류로 여기는 태도를 멈추고, 자신의 불편한 느낌 속으로 더 깊이 들어

가는 법을 배운다. 자신과 싸우는 대신, 자신을 너그럽게 받아들이기 시작하며, 나아가 자신에게 사랑과 연민까지 느끼기 시작한다.

가만히 있다 보면, 처음 몇 분 동안에는 움직이려는 욕구가 멈추지 않는다. 그 욕구들을 무심히 관찰하면서 매번 새로운 결정을 내려 보라. "아냐, 난 움직이지 않을 거야. 나의 몸을 고요하게 가만히 놔두고, 이 상태를 있는 그대로 받아들일 거야." 이처럼 자기 수용의 기본을 계속 연습하다 보면 신기한 일이 일어날 수 있다. 이렇게 가만히 있기가 점점 쉬워지고 즐거워질 수 있는 것이다. 마음이 충분히 진정되어 신체 일부를 계속 움직이고 싶은 욕구를 더이상 느끼지 않게 되면, 각 과정의 다음 단계로 넘어갈 준비가 된 것이다.

처음에는 이 첫 번째 단계를 넘어가지 못할 수도 있다. 그래도 괜찮다. 불안정한 상태에서 단계를 진행하기보다 시간을 두고 마음을 가라앉히는 게 좋다.

2단계: 우선적 긴장 패턴을 지도화하여 그려 보기

2단계는 근육계의 '우선적 긴장 패턴(Primary holding pattern)'[14]

14 Primary control은 '우선적 조절'로서 머리와 목, 척추의 관계가 몸 전체의 자세와 움직임을 자연스럽게 조절하는 것이다. 이를 위해서는 머리와 목의 특정 근육을 과도하게 수축하는, 개인의 고유한 긴장 패턴을 먼저 발견해야 하는데, 이 책에서 Primary holding pattern은 타고난 Primary control을 회복하기 위해 발견해야 할 '우선적 긴장 패턴'을 의미한다. 문맥에 따라 일부는 '지지 패턴'으로도 번역했다.—옮긴이

을 느끼는 연습이 포함된다. 당신은 이 단계에서 운동 지지(motor hold) 체계와 연관된 '유지' 근육의 활동을 머릿속에 지도화하여 그려 본다(mapping). 이를 복습하려면 3장의 소제목 '운동 지지와 운동 동작', '유지 근육과 동작 근육'을 보라. '운동 지지'는 움직이는 동안 몸의 통합성을 유지해 주는, 깊고 내재하는 '유지' 근육에 의해 형성되는 패턴이다. 여기에 개인의 성격적 특징이 담겨 있으며 표출되지 않은 감정이 저장된다. 이 단계를 계속 연습하다 보면 때로 강렬한 감정을 경험할 수 있을 것이다.

그러나 감정부터 시작하지는 마라. 신체 여러 부위의 위치 관계를 실제로 천천히 지도화하여 그려 보며 시작하라. 이 단계를 진행하기 위해 평소에 자주 취하는 자세를 선택하라. 나는 누구에게나 익숙한, 의자에 앉은 자세를 추천한다. 똑바로 앉으려 하기보다는 편안하게 느껴지는 자세를 취해 보라. 더 자세한 설명은 7장의 '예비 자세'에 나온다. 1단계에서 설명한 대로 가만히 있을 수 있게 되었다면, 이제 아래에서 설명하는 대로 몸의 지도를 그려 보라(body mapping). 이 과정은 어떠한 자세로도 할 수 있지만, 당신이 의자에 앉아 있다고 가정하고 설명할 것이다.

좌우 어깨-팔

팔이 끝나고 어깨가 시작되는 게 아니다. 어깨는 팔의 일부다. 당신이 만약 새라면 '팔' 부분은 모두 깃털로 덮여 있겠지만, 팔의 모든 근력과 움직임은 어깨에 기반해 나온다. 언어로 인해 생기는 이 불합리한 구분을 해결하기 위해 나는 '어깨-팔'이라고 부르겠다.

당신의 양쪽 어깨-팔을 비교해 보라. 어느 쪽이 더 수축되어 있는가? 잘 모르겠다면 양 어깨-팔에 주의를 기울이며 기다려 보라. 한쪽 어깨-팔에서 더 강한 느낌이 느껴질 것이다. '기다림'은 양 어깨-팔에서 비롯되는 미묘한 자기 수용 감각적 피드백을 분간할 시간을 줄 것이다. 이 연습의 일부는 뉴사우스웨일스 대학의 갈릭 박사가 '잃어버린 여섯 번째 감각'이라고 부르는 자기 수용 감각적 피드백에 더 민감해지는 법을 배우는 것이다. 시각과 청각은 자기 수용 감각을 압도하므로, 이 자기 수용 감각 안에서

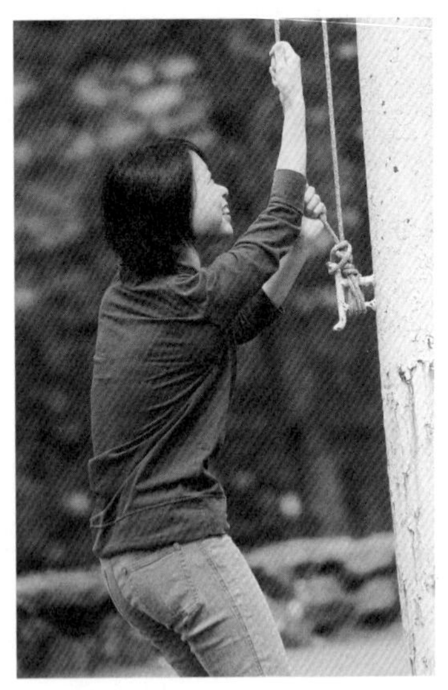
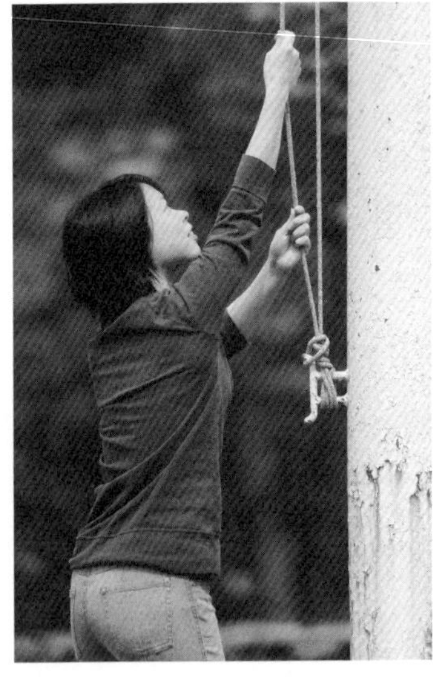

위 두 사진을 보면 어깨-팔 사용의 차이가 몸 전체의 협응성에 매우 큰 차이를 만든다는 것을 알 수 있다. 아키히로 타다의 사진.

우리에게 주어지는 모든 미세한 사항을 분간하기란 쉽지 않다.

이렇게 자문해 보라. 나의 양어깨가 정확히 똑같이 느껴지는가? 그러기는 거의 불가능하다. 다음에는 이렇게 물어보라. 양어깨가 어떻게 다른가? 양어깨를 계속 느껴 보되, '어깨'라고 생각되는 모든 곳의 위, 아래, 안, 밖을 느껴 보라.

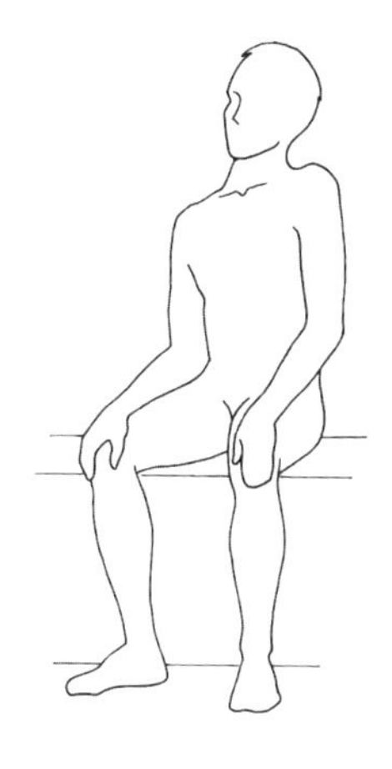

그림 6.2 위 그림은 거의 항상 조금은 뒤틀려 있는 우리의 몸을 과장한 것이다. 우리는 머리가 한쪽으로 틀어져 있거나, 한쪽 어깨가 뒤쪽 아래로 내려앉았거나, 몸통이 뒤틀려 한쪽 다리가 다른 다리보다 바깥쪽으로 더 돌아가 있다. 지금 자신의 몸을 확인해 보라.

이제 양쪽 어깨의 공간적 위치를 비교해 보라. 어느 쪽이 더 높은가? 어느 쪽이 더 앞으로 나왔는가? 또다시 확실한 느낌이 들 때까지 기다려 보라. 보통은 확실한 느낌이 바로 오지 않지만, 시간이 흐르면 느낌이 선명해질 것이다. 자신이 똑바른 자세를 하기 시작했다고 느낄 수도 있지만, 계속 하다 보면 그림 6.2의 자세에 가깝다고 느낄 수도 있다. 느낌이 확실하다면 다음 단계로 넘어간다.

머리와 목

당신의 어깨-팔은 어디에서 끝나고 목은 어디에서 시작되는가? 물론 이는 대답할 수 없는 질문이다. 정확히 구분하기가 어렵기 때문이다. 그러니 어깨-팔의 감각을 목의 양옆까지 포함하는 부위로 넓혀 보라. 이 과정에서는 앞서 그려 보았던 몸의 지도를 바탕으로 긴장 패턴을 지도로 그려 보는 일이 중요하다. 이 경우에는 머리와 목의 지도를 그리기 시작하면서 어깨-팔의 느낌을 유지하라.

어느 쪽 목이 더 당겨진 듯 느껴지는가? 이것이 더 당겨진 듯 느껴지는 어깨-팔과 관련이 있는가? 이 당겨진 느낌이 어떻게 이어지는지, 모두 같은 긴장인지 느낄 수 있는가? 어깨-팔에서 했듯이 이 긴장된 느낌을 공간적 방향으로 바꿔 보자. 어느 쪽 목이 더 짧게 느껴지는가? 머리가 한쪽으로 기울었는가? 이것이 어깨-팔에서 경험하는 느낌과 일치하는가? 다시, 어깨-팔과 머리가 기울어졌다는 느낌이 확실히 들 때까지 기다려 보라.

가슴우리와 골반

지금 의자와 등의 접촉을 느껴 보라. 어깨-팔, 목, 머리를 계속 알아차리면서 등의 어느 쪽이 의자 등받이에 더 많이 닿아 있는지 혹은 더 누르고 있는지 확인해 보라. 의자 등받이에 닿는 부위는 양쪽이 같은가, 다른가? 어깨와 머리, 목도 이런 식으로 양쪽을 비교하면서 이를 전체 긴장 패턴의 일부로 느낄 수 있는가?

가슴우리(흉곽)의 양쪽을 확인해 보라. 갈비뼈 아래쪽과 골반 윗부분 사이를 양쪽 모두 확인해 본다. 양쪽의 길이가 같게 느껴지는가, 아니면 한쪽 가슴우리가 아래로 더 눌려서 더 짧게 느껴지는가? 다시, 머리, 목, 어깨-팔, 등에서 느끼는 모든 부위에도 이런 식으로 양쪽을 비교하면서, 그 모든 곳이 하나의 긴장 패턴과 일치하는지 확인해 보라.

이제 의자에 닿는 궁둥뼈(좌골)를 느껴 보라. 궁둥뼈 위에 제대로 앉아 있는가, 아니면 엉덩이 뒷부분으로 앉아 있는가? 양쪽 궁둥뼈에 고르게 무게가 실렸는가, 아니면 한쪽으로 쏠려 있는가? 이런 현상이 몸의 나머지 부분에서 일어나는 일에 영향을 받아 일어나는가? 이런 현상이 몸 전체의 패턴과 일치하는가?

다리, 무릎, 발

지금까지 모은 몸에 대한 전반적인 느낌을 그대로 유지하면서 두 다리도 의식해 본다. 특히 두 무릎의 위치를 서로 비교하며 느껴 본다. 한쪽이 다른 쪽보다 뒤로 당겨져 있는가? 아니면 한쪽이 다른 쪽보다 더 바깥쪽으로 벌어져 있는가? 이런 현상이 온몸에 나타나는 우선적 긴장 패턴의 결과임을 느낄 수 있는가? 머리와 어깨, 가슴우리(흉곽), 골반의 위치가 함께 작용하여 두 다리의 현재 위치에 영향을 미친다는 것을 말이다.

마지막으로, 계속 전반적으로 의식하면서, 바닥에 발을 어떻게 딛고 있는지 확인해 보라. 두 발 모두 제대로 바닥을 딛고 있는가? 발의 어느 부분이 바닥을 더 세게 누르고 있는가? 발이 안쪽으로 기울어 있거나, 발의 아치가 들려서 발이 바깥쪽으로 기울어 있는가? 이 움직임을 무릎 및 그 위쪽 몸의 위치와 관련지어 이해할 수 있는가? 다시, 이것이 머리부터 발끝까지 온몸의 패턴에 어떻게 일치하는지 알아보라. 계속 연습하여 숙달되면 이 단계 전체가 몇 초 이내로 짧게 끝날 수 있고, 더 짧을 수도 있다. 이러한 정보는 늘 주어지고 있음을 기억하라. 당신이 할 일은 몸이 들려주는 소리를 듣고 해석하는 방법을 배우는 것뿐이다.

3단계: 부분을 전체로 만들기

지금쯤이면 자신이 몸을 왼쪽이나 오른쪽으로 조금 비틀고 있다는 것을 더 확실히 알게 되었을 것이다. 거의 모든 사람의 몸이 조금씩 틀어져 있다. 몸 전체가 틀어졌다는 느낌이 확실히 들 때까지 계속 질문을 던져 보고, 자기만의 질문을 생각해 보면서 창조적으로 질문해 보라. 처음에는 틀어짐을 알아차리지 못하더라도 느낌이 올 때까지 인내하면서 계속 질문을 던져 보라.

이 느낌은 어느 순간 퍼뜩 올 때가 많다. 내 학생들은 종종 신체 여기저기에서 느끼는 이질적인 통증과 쑤심이 몸 전체의 틀어

짐 때문이라는 걸 불현듯 깨닫고 놀란 표정을 짓는다. 이 3단계는 아까 2단계에서 목표로 삼아 작업한 것이다. 머리끝부터 발끝까지 몸 전체가 틀어졌다는 사실을 '깨닫기' 위한 작업 말이다.

이 패턴을 지도화하여 그려 보는 데 쓸 수 있는 수백 가지 방법을 다 설명할 수는 없다. 이 방법을 기초로 혼자서 이리저리 궁리하며 연습을 시작해 보라. 눈치 빠른 독자들은 앞에서 내가 몸 여기저기에서 '회전성 비틀림(rotational twist)'이 일어난 곳들을 머릿속 지도로 그려 보라고만 했음을 알아차릴 것이다. 내가 이렇게 한 이유 중 일부는 '회전(rotation)'이 신체의 다른 모든 움직임(구부리기, 늘이기, 벌리기, 모으기, 옆으로 구부리기와 늘이기, 그리고 다른 더 특수한 움직임 패턴들)을 포함할 수 있기 때문이다.

하지만 각각의 움직임을 범주별로 나누어 분석할 수도 있다. 예를 들어, 처음에는 온몸 구부리기(몸을 앞으로 숙여 구부리기)와 늘이기(몸을 뒤로 젖히며 활처럼 구부리기)만을 시험해 보기로 결정할 수 있다. 이렇게 해 보면 머리와 목의 움직임이 온몸이 아래로 눌리게 하는 원인 중 하나로 작용함을 이해하는 데 매우 유용할 수 있다.

초심자의 마음

이러한 전신의 긴장 패턴이 저절로 느껴지는 것이 중요하다. 그런 느낌은 당신이 현재 품고 있거나 어떤 전문가들이 말해 준 추상적인 개념에서 비롯된, 자기 몸에 대한 지적인 이해가 아니다. 그러한 개념들이 옳다고 하더라도 당신은 이를 자기 몸에서 직접 경험해야 한다. 진정한 이해는 느낌이지 메마른, 지적인 앎이 아니다. 제대로 한다면 이 과정에서, 늘 있었지만 알아차리지 못했던 무언가를 발견하는 느낌을 분명히 경험하게 된다. 이 과정을 시작하기 전에, 자신이 무엇을 하고 있는지 이미 안다고 생각하지 않는 것이 중요하다. 설령 이 과정을 백 번이나 연습했더라도 말이다. 내가 마저리 선생님과 나눈 대화가 이 요지를 보여준다.

어느 날 나는 마저리 선생님과 시드니 항의 해안 지대를 걷고 있었다. 피곤함을 느낀 그녀는 벤치에 앉아 바다를 바라보고 있었고, 나는 해변으로 내려가는 신기한 계단들을 탐험했다. 내가 돌아와 옆에 앉자 그녀는 나를 보며 물었다.

"당신이 저 아래에 있는 동안 내가 무엇을 했는지 아세요?"

"아니요, 선생님. 모르겠습니다." 내가 대답했다.

그녀는 대답했다. "음. '앞과 위로'가 정말 무엇인지 이해하려 했답니다."

독자들이 앞으로 알게 될 '앞과 위로'는 기본적인 알렉산더 디렉션이며, 레슨에서 가장 먼저 배우는 것이다. 그런데 50년 넘게 가르친 마저리 선생님이 여전히 그것을 이해하려 하고 있었다! 물론, 마저리 선생님의 레슨은 언제나 내가 그 무엇도 억측하지 않고, 또 이미 알고 있다는 오만한 생각을 품지 않도록 일깨워주었다. 그녀는 내가 이론을 생각하느라 관찰에 제대로 몰두하지 못하는 성향이 늘 있음을 정확하게 알고 있는 노련한 여우 같았다. 일본의 선사(禪師) 순류 스즈키는 이런 글을 남겼다. "초심자의 마음에는 수많은 가능성이 있지만, 전문가의 마음에는 가능성이 거의 없다."

이 과정을 실험할 때마다 초심자의 마음으로 해 보라.

4단계: 더 깊이 들어가기

지금까지 '우선적 긴장 패턴'을 전체적으로 인식하는 방법을 배웠으니, 이 패턴과 자신의 관계를 더 알아보기 위해 좀 더 실험해 보자. 이 우선적 긴장 패턴을 더 깊이 탐험해 보는 몇 가지 다른 방법이 있다. 이 방법들을 차례차례 연습해 보아도 되고, 한 번에 한 가지 방법만 해 보아도 된다.

첫째, 긴장 패턴을 직선적이지 않은 방식으로 느껴 본다. 설명해 보자면 이렇다. 지금까지는 머리끝에서 발까지 내려오며 차례대로 온몸을 느끼면서 그 느낌들을 축적했다. 신체의 특정 선들을 따라 내려오도록 의도적으로 주의가 향하는 방향을 지시했다. 이제는 어디든 가고 싶은 대로 돌아다니도록 주의를 놓아두어 보라. 쓸데없는 몽상에 빠지지 말고 몸에 계속 집중하되, 순서나 논리는 없다. 말하자면, 주의가 가는 대로 두는 것이다. 이렇게 하면 전신의 긴장 패턴을 더 깊이 인식할 수 있어, 전에는 의식하지 못한 측면들이 드러난다. 직관을 따라 보라. 내면에서 저절로 떠오르는 제안을 따라 보라.

둘째, 긴장 패턴을 강조해 보는 방법도 유용하다. 예를 들어, 이미 틀어지고 있다고 느껴지는 방향으로 더 비틀어 보는 것이다. 매우 섬세하게 하되, 과장하면서 비트는 동안 줄곧 전체 긴장 패턴을 충분히 느껴 보라. 어디에서 힘이 들어가는지 찾아보라. 긴장 패턴을 과장하면서 비틀 때 어느 근육군이 관여하는 것 같은가? 과장된 움직임으로 인해 다른 부위에 긴장이 가중되는가? 어느 부위인가? 특정 부위에서 시작되는지, 전체적으로 나타나는지 느낄 수 있는가? 다른 곳보다 유독 어느 한 군데에서 긴장이 더 느껴지는가?

셋째, 긴장 패턴이 감정에 가하는 부담을 경험해 보라. 그것이 하나의 태도임을 느껴 보라. 그것은 당신이 세상과 관계하는 방식, 자신에 관해 타인과 소통하는 방식에 어떤 영향을 미치는가? 당신은 세상을 받아들이는가, 세상과 싸우는가, 세상을 회피하는가? 아니면, 한편으로는 물러나려 하면서 다른 한편으로는 의지하려 하는가? 자신이 약하다고 느끼는가, 강하다고 느끼는가? 자신 안에 자리 잡은 슬픔이 있는가, 혹은 좌절감과 짜증, 화가 있는가?

이러한 느낌들이 저절로 일어나게 그냥 놓아두어라. 주의 집중하기 놀이는 이제 충분하다. 아무 느낌도 떠오르지 않으면, 억지로 하지 말고 나중에 다시 해 보라.

5단계: 자기만의 디렉션

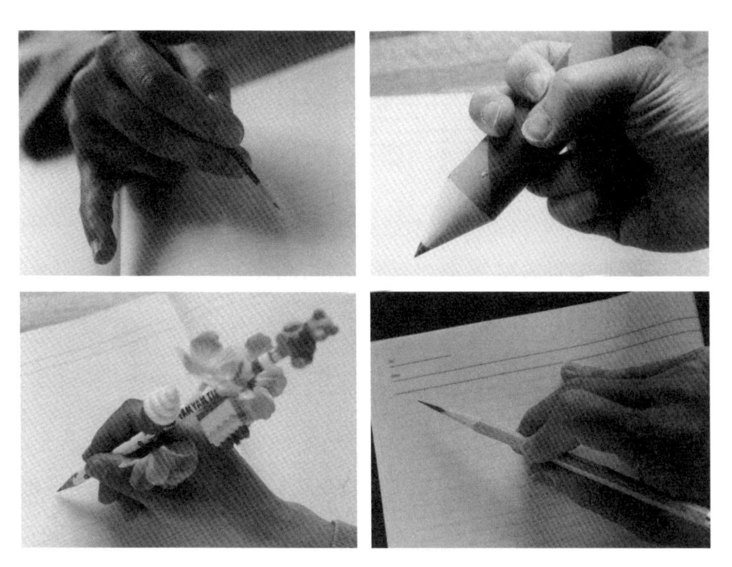

모두 연필을 쥐고 있지만, 쥐는 방식이 저마다 다르다. 우리가 몸을 사용하는 방식도 이와 같다. 비슷한 면도 있지만, 매우 다른 면도 있다. 아키히로 타다의 사진.

앞서 설명했듯이, 우리는 긴장과 불편한 느낌을 '바로잡으려' 할 때 흔히 긴장된 부위에 '반대되는' 동작을 한다. 구부정한 자세를 교정하기 위해 '똑바로 앉으려고' 노력하듯이 말이다. 알렉산더 방식의 다른 점은 긴장 속으로 들어가고, 긴장을 껴안으며, 긴장과 친밀해지면서 알아 가고, 그 과정에서 긴장 패턴이 스르르 풀려 없어지게 하는 것이다. 마저리 선생님은 우리에게 이렇게 가르쳤다. "여러분이 얻게 될 것은 여러분에게 있던 것이 없어지는 것뿐입니다."

당신이 앞의 단계들을 잘 따라왔다면, 이번 단계는 설명이 필요 없다. 긴장 패턴의 전모를 깨달았다면 '놓아줌'은 저절로 일어난다. 이는 마치 자신이 유발하는 모든 긴장을 문득 알아차리는 것과 같아서, 그것이 너무나 분명히 느껴지기 때문에 더이상 알아야 할 것이 없다, 그래서 그것을 확실히 놓아주게 되는 것이다. 만약 쉽게 놓아주지 못한다면, 패턴을 명확하게 보지 못한 것이 분명하므로 1단계부터 4단계를 더 철저히 반복해야 할 것이다. 그러나 이 단계를 진행하면서 다음과 같은 몇 가지 사항을 유념해야 한다.

첫째, 긴장을 풀어주는 열쇠는 몸이 정확히 반대 방향으로 풀어지게 허용함으로써 수축의 방향을 되돌리는 것이다. '풀어지다'와 '허용하다'라는 표현에 주목하라. 요점은, 다른 근육을 위로 당기는 것이 아니라, 짧아져서 몸을 아래로 당기는 근육을 길어지게 해서 놓아주는 것이다. 근육을 늘인다는 것은 놓아준다는 뜻임을 기억하라. 근육이 할 수 있는 것은 오로지 수축뿐이다.

둘째, 대다수 이완 기법이 이 점을 놓친다. 근육에게 "이완해"라고 말하는 것으로는 충분치 않다. 근육들은 그런 지시에 아주 잘 반응하지는 않는다, 그렇지 않은가? 근육을 이완하기 위해서는 생각해야 할 디렉션을 반드시 알아야 한다. 당신이 왼쪽으로 근육을 당기고 있다면, 이 근육을 '이완하는' 유일한 방법은 이를 오른쪽으로 놓아주는 것이다. 왼쪽으로 더 낮추면 스트레스가 커질 뿐이다.

셋째, 이러한 것들이 자기만의 새로운 알렉산더 디렉션이 된다.

하루 중 다른 시간대에 디렉션을 생각해 볼 수 있으며, 이때 항상 디렉션과 디렉션이 풀어 주는 긴장 패턴을 다시 연관시켜 보라. 이런 디렉션들은 7장에서 설명하는 '머리는 앞과 위로, 등은 길어지고 넓어지게, 무릎은 앞으로 멀어지게'와 같은 디렉션과는 다른 것이다. 이는 자신이 어떻게 몸을 긴장시키는지 분명히 인식하고, 이 인식에 근거한 당신만의 디렉션들이다. 이 연습을 꾸준히 하면 디렉션들이 매번 바뀔 것이다. 며칠 동안 효과가 있던 디렉션이라고 해서 평생 효과가 있는 것은 아니다. 당신에게 있는 긴장 패턴을 세심하게 인내하며 관찰하고 재발견하는 과정을 자꾸 반복해서 디렉션을 항상 새롭게 유지하라.

넷째, 자기만의 디렉션을 사용하여 긴장 패턴을 '풀어 줄' 때는 이상한 느낌이, 심지어 잘못되었다는 느낌까지 들 것이다. 그리고 그동안 느끼던 통증과 긴장이 갑자기 해소될 것이다. 이를 경험하지 못한다면 너무 억지로 한 것이다. 그다음이 중요한 순간이다. 당신이 제대로 해냈다면 조심스레 움직여 보라. 바로 이때가 결과를 얻는 순간이다. 당신의 경험은 교사의 핸즈온 효과와 비슷할 수 있다. 그것은 감미로운 순간이며, 그동안 들인 모든 노력이 보상받는 경험이다. 이 경험이 며칠 지속될 수 있기 때문이다. 당신은 자기만의 알렉산더 디렉션을 만드는 데 성공했다.

6단계: 결정적 순간 탐구하기

지금까지는 내재근의 긴장 패턴만을 알아보았다. 이 패턴은 아주 중요하지만 전부는 아니다. 이 긴장 패턴 위에는 이 패턴과 상호작용을 하며 영향을 끼치는 더 크고 두꺼운 외재근 그룹이 있다. 이 근육군은 걷기, 구부리기, 팔다리 사용 등 큰 동작을 담당한다. (이 부분을 더 자세히 알고 싶다면 3장의 '운동 지지와 운동 동작'을 다시 읽어 보라) 이 더 큰 움직임들은 어떻게 우선적 긴장 패턴에 영향을 끼칠까? 반대로, 우선적 긴장 패턴은 어떻게 큰 움직임에 영향을 끼칠까?

이 질문에 답이 되는 단순한 동작은 의자에서 일어나는 움직임이다. 의자에 앉아서 우선적 긴장 패턴을 내려놓는 것을 포함해 이전 단계를 모두 거쳐 보라. 이번에는 의자에서 일어난다고 생각해 보라. 이 생각을 하자마자 몸에서 일어나는 결과를 관찰해 보라. 연구 결과에 따르면, 그저 움직인다는 생각만 해도, 결국 그 움직임을 수행할 근육계에서 활동이 일어난다고 한다. 여기에서 목표는 자신이 실제로 움직이기 전에 이 미묘한 변화를 감지할 수 있을 정도로 민감해지는 것이다. 자신이 긴장한다는 것을 감지하는 순간, 움직이겠다는 결정을 내려놓고 다시 그냥 앉아 있어 보라.

의자에서 일어나려다가 이 결정을 내려놓고 그대로 머무는 행동을 수없이 반복해 보라. 이때 움직이겠다는 결정과 그대로 있겠다는 결정이 모두 진심이어야 한다. 의도가 정직해야 하며, 관찰을 위해 잔꾀를 부려서는 안 된다. 이렇듯 움직임과 멈춤의 결정적 순간 사이에서 춤을 추는 자신을 관찰하면, 의자에서 일어나기 위해 준비하는 움직임을 모두 분석할 수 있다.

이렇게 준비하는 움직임과 습관적인 우선적 긴장 패턴은 어떻게 다를까? 10분 전에 벗어났다고 생각했던 당김과 조임으로 돌아간 것이 느껴지는가? 이 단계는 자신의 우선적 긴장 패턴을 자각할 수 있는 유용한 방법이다. 이 단계와 이전 단계들을 이용해 이 패턴을 충분히 탐구할 수 있다. 처음엔 정지한 채로, 다음엔 몸을 움직이면서.

이제부터 흥미로운 부분이다. 당신은 습관적인 긴장 패턴으로 되돌아가지 않고 의자에서 일어날 수 있는가? 이를 시도하는 것만으로도 몹시 이상하게 느껴질 것이다. 몸을 이렇게 사용하는 것이 익숙하지 않아서 생기는 느낌 때문에 이렇게 움직이려 할 때마다 멈칫거리게 될 것이다. 의자에서 일어나려 할 때면 늘 하던 대로 우선 몸을 아래로 끌어당겨야 한다는 느낌이 강하게 들 것이다.

어쨌든 일어나지 않겠다고 결정하라. 대신, 자신이 만든 고유의 디렉션을 주고, 이를 머릿속에 계속 그려 보면서 일어나라. 어떻게 되었는가? 확인해 보라. 습관적인 긴장 패턴이 다시 나타났는가? 의자에서 일어나는 일이 평소보다 쉽게 느껴졌는가, 아니면 뻣뻣하게 느껴졌는가?

이때는 자신에게 아주 솔직해야 한다. 우리는 누구나 성공을 좋아하지만, 진실을 말하자면 당신은 십중팔구 실패했을 것이다. 사실, 실패는 성공의 어머니며 배움의 어머니다. 실패를 기대하고, 받아들이고, 자신이 한 것을 다시 생각해 보고, 다시 실험해 보라. 이때 초보자들이 저지르는 가장 흔한 실수는, 의자에서 일어서는 동안 새로운 자세에 몸을 맞추려 하다 보니 몸을 긴장시켜 뻣뻣하게 만드는 것이다. 이런 일이 벌어지면 자신이 로봇처럼 느껴질 것이다. 하지만 실망하지는 말기 바란다. 이는 레슨을 받는 학생들에게 늘 일어나는 일이기 때문이다. 인내심을 갖고 자신을 친절하게 대하라. 내가 알려 준 방식대로 꾸준히 실험해 보라. 이는 일시적인 해결책이 아니라 많은 시간이 걸리는 과정이다.

후두하근 느끼기

후두하근(뒤통수 밑에 있는 네 쌍의 근육)은 굉장히 중요한 근육군이다. 나 자신과 학생들을 실험한 결과, 나는 후두하근이 몸 전체의 조절에 이상하고도 불균형적인 영향을 미친다는 점을 발견했다. 이 근육들의 놀랍고 독특한 생리학적 특징 말고는, 이 발견을 뒷받침할 만한 과학적 증거를 나는 아직 찾지 못했다. 하지만 이 조절을 충실히 따른다면 그 보상으로, 이 발견이 유효하다는 실험적이고 실증적인 증거를 얻게 될 것이다. 과학적으로 입증되려면 한 세기 이상이 지나야 할지 모른다. 그때까지 기다리지 마라.

후두하근 간략 정리

인체에서 가장 미세하게 조절되는 근육은 눈을 관장하는 근육들이다. 그다음은 혀를 움직이는 근육이다. 이 두 근육은 우리의 예상을 빗나가지 않기에 놀랍지 않다. 하지만 세 번째로 미세하게 조절되는 근육군은 무엇일까? 바로 후두하근이다. 들어 본 적이 있는가? 왜 이 근육이 뛰어난 조절력을 갖게 되었을까? 후두하근은 어떤 근육이며, 왜 그 자리에 있을까?

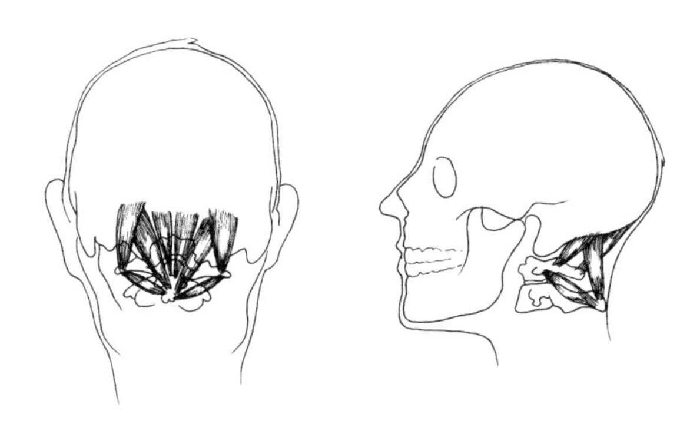

그림 6.3 후두하근 및 다른 관련 근육들의 위치

그림 6.3은 후두하근 및 다른 관련 근육들의 위치를 보여 준다. '하근'은 아래를 뜻한다. '후두'는 이 근육이 붙어 있는 뼈의 이름으로, 두개골의 밑부분을 이룬다. 해부학적으로는 그림 6.3에 보이는 근육들이 모두 후두하근에 포함되는 것은 아니지만, 이제부터는 편의상 이 근육 무리를 후두하근으로 부르겠다.

위의 두 그림을 보면, 이 근육들은 확실히 머리를 돌릴 힘이나 지렛대 역할을 하는 것이 없다. 우리의 머리는 이 근육들이 감당하기에는 너무 무겁다. 머리의 무게를 지탱하고 머리를 움직이게 하는 것은 더 크고 강한 다른 근육들이다. 따라서 엄밀히 말하면 후두하근은 근육의 기능조차 할 수 없다!

1단계: 우선적 조절

알렉산더의 '우선적 조절(Primary control)' 개념은 7장에서 더 자세히 다룰 것이다. 7장에서 알게 되겠지만, 후두하근은 알렉산더가 생각해 낸 이 기능과 놀랍도록 같아 보인다. 정확히 말하면, 그는 '우선적 조절'을 귀나 눈 같이 감각적인 '것'이라고 생각한 적이 없다. 그는 우선적 조절이 '상대성의 영역' 안에서만 존재한다고 말했다. 즉, 우선적 조절이 다양한 '것들' 간의 관계에서 일어난다는 의미였다.

이는 후두하근에 관해서는 이치에 맞는다. 후두하근이 잘하는 한 가지는 척추 꼭대기에서 균형을 잡고 있는 머리의 섬세한 움직임을 감지하는 탐지기 역할이다. 이 근육은 머리와 척추의 관계에서 위치 탐지기와 조절기 역할을 모두 한다. 나는 후두하근이 자동차의 파워 스티어링(핸들 조작을 쉽게 해 주는 장치)과 같다고 여긴다. 이 근육의 아래에 있는 강력한 근육들을 적은 노력으로 제어하여, 몸 안에서 일어나는 미세한 조절의 춤을 바로잡고 정렬해 주기 때문이다.

2단계: 후두하근의 활동

우선 이렇게 관찰해 보라. 서 있거나 가만히 앉아 있는 몇몇 친구의 머리를 관찰해 보라. 처음에는 그들의 머리가 가만히 있는 것처럼 보일 것이다. 하지만 눈이 어둠에 익숙해지듯이 눈이 점점 적응하여 작은 움직임까지 볼 수 있게 되면, 실제로는 머리가 쉬지 않고 움직인다는 것을 분명히 보게 될 것이다. 친구에게 머리를 움직이지 말라고 얘기하면, 친구는 머리를 움직이지 않는데 무슨 소리냐고 반문할 것이다. 그들은 이러한 작은 움직임을 느끼지 못하지만, 당신은 그런 일이 일어난다는 것을 분명히 볼 수 있다.

이 과정의 첫 번째 목표는 자신의 머리가 이렇게 끊임없이 조금씩 흔들린다는 걸 느낄 수 있는 수준의 민감한 감각을 얻는 것이다. 시작하기 전에 그림 6.3을 잘 보고, 이 근육들의 인체 내 실제 위치를 시각화하는 연습을 해 보라. 후두하근의 이미지를 선명하고 정확하게 그릴 수 있도록 계속 연습해 보라.

이 장 앞부분에 있는 소제목 '가만히 있기'의 내용을 다시 읽어 보라. 이렇게 해서 준비되면, 후두하근 부위에 주의를 두어 시작해 보라. 사실, 당신이 할 일은 이게 전부이지만, 이를 견디지 못하는 사람도 있을 것이다. 다음 몇 가지 경우 중 하나가 먼저 일어날 것이다.

첫째, 아무것도 느끼지 못할 수 있다. 그 부위가 감지되지 않거나 없는 것처럼 느껴지므로, 거기에 주의를 두는 일이 거의 불가능하다고 생각된다. 마치 내가 당신에게 방 안의 문고리를 느껴 보라고 요구하는 것처럼 느껴질 것이다. 그것은 무의미하고 불가능한 임무로 보인다. 만약 이것이 당신에게 나타난 첫 번째 결과라면, 이 과정을 반드시 해야 한다! 이는 당신이 이 중요한 근육군과 연결되어 있지 않다는 신호이기 때문이다.

둘째(이것이 첫 번째 경험일 수도 있다), 이 부위가 당기고 견디기 힘들 정도로 심하게 긴장되어 있다고 느낄 수 있다. 이때 머리를 움직이거나 뭔가를 하고 싶을 수 있다. 이는 좋은 신호다. 이 부위에 주의를 두면, 더 많은 긴장을 일으키는 대신에, 자신이 긴장하고 있다는 사실을 알아차리게 된다. 내가 경험한 바로는, 이 근육들은 보통 만성적으로 수축이 계속 반복되는 상태에 있으며, 이 상태를 의식적으로 직접 알아차리기 전까지는 이런 상태가 풀릴 가능성이 없다. 이 단계에서는 이 부위가 크고 두껍고, 움직이지 않는 딱딱한 덩어리같이 느껴지고, 통증을 일으키는 긴장도 느껴질 것이다.

셋째(이것 역시 첫 번째로 경험할 수 있다), 이 근육군의 움직임이 느껴진다. 이는 당신이 목표하는 높은 단계의 자각 상태다. 이제 당신은 다른 사람들의 머리에서 관찰했듯이 머리의 작은 움직임들을 감지할 수 있게 되었다. 이 상태에 도달해야만 이 근육들에게 말을 하고, 진정시키고, 머리를 점점 더 가만히 있는 상태, 정확한 균형점에서 움직이지만 움직이지 않는 상태(poise)에 있게 하는 중요한 과정을 시작할 수 있다. 하지만 이를 시작하기 전에 시간을 두고 끊임없는 근육의 활동에 익숙해져야 한다. 근육의 움직임에 귀를 기울이고, 머리가 어떻게 움직이는지 느끼고, 각 근육의 움직임을 시각화하라. 후두하근의 움직임이 통제할 수 없는 경련처럼 느껴질 수도 있다. 자신이 의도하지 않았는데도 그런 일들이 일어나는 것이 관찰되기 때문이다.

3단계: 차이점 알기

먼저 서로 다른 움직임의 방향, 즉 앞으로, 뒤로, 좌우로, 왼쪽이나 오른쪽으로 비틀기 등의 차이를 구별하라. 계속 관찰해 보면 다른 쪽보다 한쪽으로 더 많이 움직인다는 것을 알 수 있다. 예를 들어, 머리는 당신이 선호하는 쪽으로 기울 수 있다. 그렇다는 것을 알아차릴 때까지 계속 느껴 보라. 사실, 이런 근육들에 대한 민감도를 높이는 일은 끝이 없다. 감지할 수 있는 움직임은 언제나 더 있게 마련이고, 이 사실을 안다면 관찰할 대상은 언제나 주어지기 마련이다.

원한다면 아래의 4단계로 바로 넘어가도 되고, 아니면 실험을 더 해 봐도 된다. 앞서 설명한 '우선적 긴장 패턴'의 '5단계: 자기만의 디렉션'에서 소개한 과정을 다시 해 보라. 다음 실험을 위한 기반이 될 수 있다.

4단계: 이리저리 움직여 보기

이 과정에서 가장 특이한 부분은, 다시 움직여 보기 전에는 이 과정의 혜택을 충분히 경험할 수 없다는 점이다. 우선 머리를 좌우로 부드럽게 돌려 보라. 느낌이 어떤가? 안내를 주의 깊게 따랐다면 더 쉽고 자유로운 느낌의 움직임으로 보상받았을 것이다. 이제 일어나서 조금 걸어 다녀 보라. 걸을 때 느낌이 어떤가? 뭔가 차이가 느껴지는가?

내 경우에는 같은 느낌을 두 번 연이어 느낀 적이 없다. 또한 앉아서 후두하부에 주의를 기울이는 자세를 오래 견딜수록, 예상치 못한 신체 부위에서 매우 강력한 긴장 해소가 더 많이 나타날 수 있다. 그런 일은 머리와 목 부위에서만 일어나는 것이 결코 아니다.

세미 수파인 자세

대다수 알렉산더 레슨에서는 평평한 바닥에 등을 대고 누워서, 머리 밑에 책을 베고 무릎을 세우는 자세를 어느 시점에 하게 될 것이다. 아래 그림에 보이는 이 자세를 세미 수파인(semi-supine)

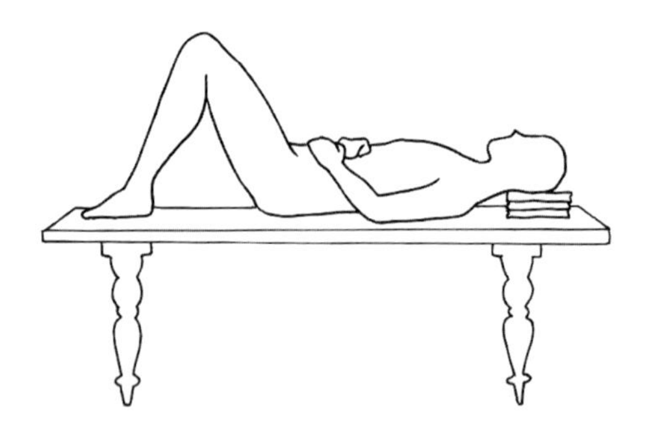

그림 6.4 건설적 휴식을 위한 세미 수파인 자세

자세라고 한다. 이 자세를 하는 이유는 뭘까?

첫째, 세미 수파인은 척추를 최대한 쉬게 하면서, 척추의 곡선이 길어지게 하고 척추를 유지하는 내재근들이 이완되도록 도와주는 자세이기 때문이다. 이런 유지 근육들은 대부분 불필요하게 조여져 있고 수축된 상태에 있다. 3장의 '유지 근육과 동작 근육'을 참조하라.

둘째, 똑바로 서 있을 때 상당한 압박을 받는 척추의 추간판(디스크)에 스스로 회복할 기회를 주기 때문이다. 아주 간단히 말하자면, 각 척추뼈 사이에 자리한 디스크는 척추의 충격을 흡수하는 역할을 한다. 낮 동안에 디스크들은 체중을 지탱하느라 서서히 눌리게 된다. 그래서 우리는 말 그대로 매일 조금씩 키가 작아진다. 밤에는 다시 키가 커진다. 척추뼈들이 내일을 대비하기 위해 주위의 체액을 스펀지같이 흡수하면서 팽창하기 때문이다. 하지만 16시간은 기다리기에 긴 시간이므로, 세미 수파인 자세로 누워서 디스크에게 하루에 한두 번 '빨아들일' 기회를 준다면 척추 건강이 더 좋아질 것이다.

셋째, 세미 수파인 자세는 힘들지 않은 수동적 자세로 있으면서 알렉산더 디렉션을 충분히 생각함으로써 근육계를 정비할 기회를 주기 때문이다. 그러면 집에 돌아가서 의자에 구부정하게 앉지 않게 된다. 알렉산더 교사들은 이를 건설적 휴식이라 부른다.

세미 수파인 자세로 들어가기

바닥으로 몸을 낮추어 세미 수파인 자세를 취할 때는 신중하게 진행할 필요가 있다. 천천히 시간을 갖고 몸을 조금 길어진 상태로 유지하면서 자세로 들어가는 것이, 급하게 내려가서 결국 몸이 수축되고 비틀리고 짧아지는 것보다 훨씬 좋다. 아래의 그림 6.5는 바닥으로 몸을 낮추면서 세미 수파인 자세를 취하는 효과적인 방법을 보여 준다.

세미 수파인 자세로 누울 때는 다음 사항을 기억하라.

첫째, 머리 밑에 책을 몇 권 받친다. 몇 권이 가장 좋을지는 알렉산더 전문가들 사이에서 의견이 분분하다. 이 점에 관해 대략

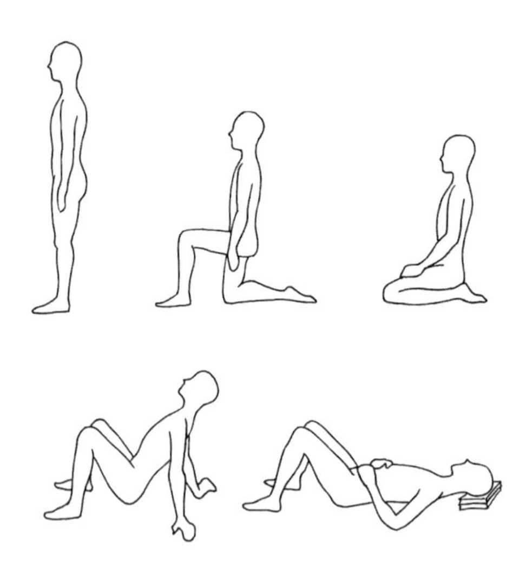

그림 6.5 책과 정확한 거리를 두고 서서, 그림의 순서대로 바닥에 눕는다. 천천히 단계를 따라 하면 전 과정을 더 효과적으로 할 수 있다.

안내하자면, 어깨뼈와 엉덩이가 가볍게 벽에 닿을 정도로 벽에 기대어 선다. 앞쪽을 바라보는 상태에서 다른 사람에게 벽과 뒤통수 사이의 거리를 재 달라고 부탁한다. 이는 대충 재는 방법이니 처음에만 사용하라. 너무 높지도(턱이 목 쪽으로 너무 가까이 당겨진다) 너무 낮지도(머리가 뒤로 젖혀진 것 같은 느낌이 든다) 않고 편안하게 느껴지는 높이를 찾을 때까지 다양한 높이를 시도해 보라.

여기에서 우리의 목표는, 서서 앞쪽을 똑바로 바라볼 때처럼 머리가 척추와 중립적인(한쪽으로 치우치지 않은) 관계에 놓이는 높이에 머리를 두는 것이다. 쿠션이 아닌 책을 사용하는 이유는, 머리를 단단히 받쳐 주어, 쿠션을 쓸 때와 달리 머리가 아래로 젖혀지지 않기 때문이다. 만약 머리가 너무 세게 눌리고 불편하면, 수건을 깔아서 접촉면을 다소 부드럽게 해도 되지만, 표면은 반드시 단단해야 한다. 목은 책과 닿지 않아야 한다.

둘째, 무릎을 세우는 이유는 허리가 받는 압력을 없애기 위해서다. 어떤 사람들은 다리가 자꾸 바깥으로 쓰러지는데, 만약 무릎을 계속 세우고 있기 어려우면, 큰 쿠션을 각 무릎 아래에 받치고 다리를 그 위에 올려놓아도 된다. 종아리 부분 밑에 의자를 받치는 사람도 있지만, 이는 의자와 무릎의 높이가 얼추 같을 때만 효과가 있다.

허리를 확인하라. 허리가 바닥에 닿아 있는지, 여전히 활처럼 휘어 있는지 확인한다. 물론, 골반을 들었다가 내려놓으면 허리가 평평해져서 전부 바닥에 닿을 수 있지만, 이것은 3장에서 설명하는 알렉산더의 원리인 '하지 않음(non-doing)'에 반하므로 하지 말기 바란다.

대신에, 다시 몸을 낮추면서 이번에는 몸통을 바닥에 펼치며 누일 때 허리가 활처럼 휘지 않는지 지켜보라. 만약 허리가 여전히 활처럼 휘어 있다면, 그대로 놔두어라. 시간을 가지고 연습하면 허리가 평평해져서 바닥에 닿을 것이다. 하지만 허리 모양이 원래 그렇다면 바닥에 닿지 않을 것이다. 모두에게 적용되는 디렉션을 주기란 어려운 일이다.

셋째, 팔은 몸통에서 가장 안락하고 편안하게 느껴지는 위치에 내려놓는다. 어떤 사람들에게는 골반이 그런 곳이고, 다른 사람들에게는 배가 그런 곳이다. 조금 실험해 보면서 자연스럽게 느껴지는 위치를 찾아보라. 하지만 양손을 모아 잡지는 마라. 양손은 닿지 않는 편이 좋다. 그래야 각각의 손을 따로 인식하는 데 도움이 되며, 양손을 맞잡는 데서 오는 불필요한 긴장을 피할 수 있다.

일부 교사들은 학생들이 손을 몸 위에 놓는 것보다 몸 옆 바닥에 두는 것을 좋아한다. 이때 손바닥은 바닥을 향하게 하여 양 허리께에 둔다. 원한다면 그렇게 해 보라. 그 방식을 더 좋아할 수도 있다. 이제 세미 수파인 자세로 누웠으니, 다음엔 뭘 할까?

생각하지 않는 법

자신의 몸에 귀를 기울이며 느끼고 관찰하라. 아직은 긴장을 풀기 위한 메시지를 떠올리려 하지 마라. 즉시 뭔가를 '하라고' 하는 기법이 너무 많다. 아무리 미묘하게든 부드럽게든 실제로 몸을 써서 하라고 하거나, 폭포나 푸른 빛을 상상하거나 근육에게 이완되라고, 무거워지라고 말하는 것과 같이 상징적으로 하라고 한다. 그런 방식으로 시작하지 말기 바란다.

대신에 충분한 시간을 두고 자신의 긴장을 잘 알아 가라. 긴장과 친구가 되어라, 그러면 긴장을 이해하게 될 것이다. 항상 몸의 긴장을 밀어내려고만 하고 없애려고만 한다면, 자신이 어떻게 이 긴장을 만들어 내고 있는지를 진정으로 이해할 수 있겠는가?

그저 자신과 함께 '있음'으로 시작하라. 그냥 존재하라. 뭔가를 고치거나 나아지게 하거나 바로잡거나 바꾸려고 하지 마라. 그저 귀를 기울이고 느끼고 관찰하라. 생각할 시간을 충분히 갖고 몸의 공간을 열어라. 서두르지 마라. 자신에게 시간을 주어라. 충분히 많은 시간을 주고, 억지로 하려 하지 말고, 이 과정이 자기 속도에 맞게 펼쳐지도록 놓아두어라.

생각하는 법

다음 사실을 곰곰이 생각해 보라. 바로 지금, 당신이 세미 수파인 자세로 누워 있는 지금 이 순간, 당신의 몸에 있는 수없이 많은 감각 신경 말단은 수백만 개의 메시지를 만들어 낸다. 믿기 어려울 정도로 방대한 이 정보들은 계속 뇌에 도달해 처리되지만, 이런 일은 대개 의식 수준 아래에서 일어난다. 그러니 끊임없이 일어나는 이 모든 미묘한 진동과 움직임을 점점 더 알아차리도록 자신을 열어라. 신체에서 일어나는 감각들을 느끼는 것만으로도 충분하다. 그러다가 때가 되면 자신의 몸을 '지시'하는 데 무엇이 유용할지 저절로 이해하게 된다.

하나의 예로, 나는 아래에서 자신의 머리와 목 부위에 대해 생각하는 법을 알아볼 것이다. 몸의 다른 부위를 탐구할 때도 이 방법을 똑같이 사용하면 된다. 일반적으로 머리와 목부터 시작해서, 몸통(갈비뼈와 골반), 팔(어깨, 팔꿈치, 손), 마지막으로 다리(엉덩이, 무릎, 발)로 내려오는 게 좋다.

근육은 관절 주변에 있으므로 대개는 의식을 관절 주변에 두면 유용하다. 이해하기 쉬운 해부학 책을 사서 근육이 어디에 위치하는지 확인해 보라. 많은 근육이 하나의 관절을 중심으로 둘러싸고 있다. 그 관절 주변의 활동을 느껴 보면 수많은 근육의 당김과 수축을 느낄 수 있다.

예시: 머리와 목 부위

머리와 목을 알아차리는 것부터 시작해 보자. 두개골의 아랫부분에서 후두하근이 작용하는 관절의 위치를 찾아보라. 여기에 관해서는 앞서 '후두하근' 관련 부분에서 자세히 다루었다. 그저 의식을 이 부위에 두면 서서히 감각을 느낄 수 있을 것이다. 그러면 활동을 알아차리게 되고, 뻣뻣함까지 느끼게 될 것이다. 이때 당신이 감지한 활동을 편하고 고요하게 하는 메시지를 떠올릴 수 있다.

한 부위를 알아차리는 또 한 가지 유용한 방법은 접촉점을, 이 경우에는 머리와 어깨가 바닥에 닿는 접촉점들을 느끼는 것이다. 그저 이 접촉점들을 내리누르는 무게를 느껴 보라. 목이 이 접촉점들 사이에 떠 있다는 사실을 인지하라. 느낌이 어떤가?

자신의 자각이 얕은지, 깊은지 알아차려라. 단지 피부 부위만 생각하는가? 부피, 즉 길이와 너비, 높이를 모두 느끼도록 연습해 보자. 구체적으로 어느 부위가 당기거나 뻣뻣한지 느껴 보라. 뚜렷이 느껴지지 않는 부위는 어디인가? 당기거나 뻣뻣하게 느껴지는 특정 부위가 있는가? 그렇다면 그 부위를 더 깊이 탐험해 보라. 그 '뻣뻣함'이 어디에서 끝나는가? 그 느낌은 얼마나 얕은가, 혹은 깊은가? 그 '뻣뻣함'이 어느 작은 부위의 통증만이 아니라 실은 목의 전체 긴장 패턴의 일부라는 점을 이해할 때까지 '뻣뻣한' 느낌을 따라가 보라. 반복하지만, 이를 의식하면 해당 부위가 길어지고 놓여나도록 '디렉션'을 주는 일이 더 쉬워진다.

활동 중 생각하기 연습

세미 수파인 자세로 누워 있을 때, 알렉산더의 원리인 '활동 중 생각하기'를 적용하는 것이 중요하다. 2장에 있는 같은 제목의 글을 읽어 보라. 이 원리를 연습하면, 몸의 감각을 탐구하면서 주의력이 확장되어 더 넓은 부위를 의식하게 된다. 예를 들어, 몸통을 의식하면서, 동시에 머리와 목도 계속 의식해 보라. 이 두 부위의 연결성과 연관성을 이해하는 연습을 해 보라. 한 부위가 다음 부위로 어떻게 연결되는가?

레이저 광선 같은 고도의 주의력(다른 부위는 모두 제외하고 특별히 당기는 부위에 집중한다)으로 실험하는 것이 때로 유용할 수 있지만, 그 부위 주변의 연결성을 탐구한다면 대개 더 효과적일 것이다. 이것이 바로 '활동 중 생각하기'가 의미하는 것의 일부다. 예를 들어, 허리 통증이 심하면 대개 허리에 주의를 집중하겠지만, 이 통증의 진짜 원인은 다리가 허리를 잡아 당기는 방식이거나 가슴을 앞으로 내민 방식일 수 있다.

활동 중에 생각하면서 여러 부위를 차례대로 함께 의식하면, 이전에는 인식하지 못했던 긴장 패턴을 마법처럼 깨닫게 될 가능성이 커진다. 몸 사용이 전체적으로 어떻게 이루어지는지 이해하면, 불필요한 긴장을 일으키는 패턴을 더 잘 알아차릴 수 있다.

창조적인 사고

자신을 알아차리는 상태에서, 추상적인 이미지들을 이것저것 그려 보면 재미있다. 나는 이를 반대하지 않는다. 내 말의 요지는, 단순히 '존재'에 대한 알아차림이 늘 포함되어야 한다는 것이다. 갖가지 창조적인 이미지 속으로 뛰어들기 전에, 듣고 느끼고 관찰하는 마음으로 시작하라. 알아차리는 상태에서는 창조적인 사고가 몸과 마음을 여는 데 더없이 좋을 수 있지만, 알아차리지 못하는 상태에서는 쉽사리 망상이 되고 우리의 지각을 왜곡하게 된다.

이러한 긍정적인 창조성의 한 예는, 자신의 체중을 바닥이나 건물만이 아니라 어머니 대지 전체가 떠받쳐 준다고 느껴 보는 것이다. 지구라는 행성 전체가 당신을 받쳐 주므로 더이상 붙잡을 필요가 없다. 당신이 발 딛고 서 있는 지구를 마음으로 그려 보라. 그리고 체중을 그대로 맡긴 채 어머니 대지의 팔에 안겨 보라.

또한 천장 너머에는 우리가 이해할 수 있는 범위 너머로 무한히 펼쳐진 공간이 있다. 신비함은 삶의 매 순간 우리를 둘러싸지만, 대개 우리의 마음은 쪼그라들어 있어, 매초 숨을 쉴 때마다 우리 주위에 존재하는 이 경이로운 무한함에 닫혀 있다. 이를 인정하라. 당신의 마음이 한계가 없어 이 우주를 가득 채울 수 있다고 상상해 보라. 자신이 머나먼 곳에 있다고 상상할 수 있다면, 자신의 마음이 확장되어 온 우주를 채운다고 상상해 보지 못할 이유가 있을까?

7
움직임의 해부학

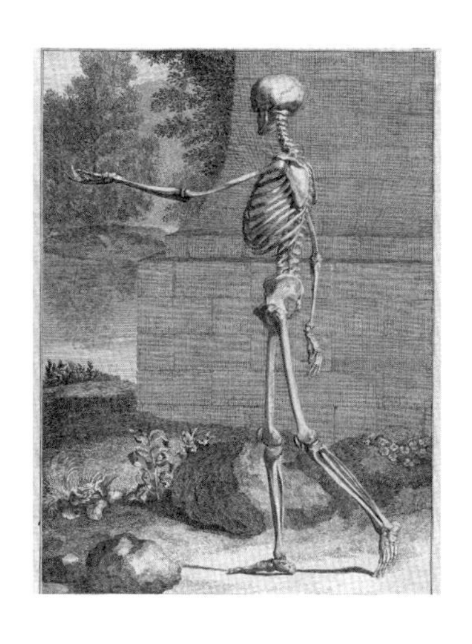

"무언가를 지적받았을 때 우리는 잘못을 바로잡을 생각만 한다. 잘못되는 데 오랜 세월이 걸렸다는 사실에도 불구하고 우리는 한 순간에 바로잡으려 한다."

_F. M. 알렉산더

이번 장을 마지막에 남겨 놓은 이유는, 다른 장들과 달리 이 장은 그냥 읽으면 되는 내용이 아니라 직접 실습해 볼 수 있는 연습 가이드북과 같기 때문이다. 나는 혼자 연습해 보려는 사람들을 위해 이 장을 썼다. 앞으로 소개할 실험들을 해 보기 전에 6장의 '우선적 긴장 패턴'에 소개한 과정을 연습해 보라. 이 장에 나오는 실험들을 시작하기 전에, (내면에서 시각화하는) 자기 수용 감각을 사용하는 훈련을 하는 것이 매우 중요하다. 이는 시력에도 도움이 된다.

이 실험들은 알렉산더가 했던 연습을 그대로 따라간다. 대다수 인용문은 알렉산더가 쓴 《알렉산더 테크닉, 내 몸의 사용법》이라는 책의 '테크닉의 진화' 장에서 발췌했다. 더 자세히 알고 싶다면 이 책을 읽어 보기 바란다.

내가 이러한 정보를 알려 주는 것을 전혀 좋아하지 않을 교사들도 있을 것이다. 대개는 학생이 잘못 이해하거나, 심지어 이 때문에 해를 입을까 봐 염려하기 때문이다. 그들의 생각에도 일리가 있다. 나는 당신이 그러지 않을 거라고 장담은 못 하지만, 여전히 많은 사람이 교사를 만나기 어려운 처지에 있고, 알렉산더 서적들을 읽어도 대부분 연습하는 방법을 정확히 알려 주는 내용이 없어서 좌절감을 느낀다는 것도 알고 있다. 알렉산더는 이렇게 말했다고 한다.

> "내가 한 대로 따라 하기만 하면 누구나 나처럼 할 수 있다. 하지만 아무도 꾸준한 훈련을 원하지 않는다."

이 실험에는 꾸준한 훈련과 많은 인내가 필요하다. 혼란과 좌절, 실패를 기꺼이 겪겠다는 의지와 시간이 요구된다. 토마스 에

디슨은 천 번이 넘는 실패를 겪은 후에야 전구를 발명할 수 있었다. 실험은 그 성질상 실패하기 마련이다. 성공하면 실험할 게 있겠는가? 하지만 끝까지 포기하지 않는다면 전구가 켜질 것이다.

알렉산더 디렉션

네 가지 알렉산더 '디렉션'이 있다.

디렉션은 당신이 몸 사용법을 재훈련하는 레슨을 받을 때 배우는 알렉산더 용어다. 이 장에서는 첫 번째와 두 번째 디렉션을 깊이 들여다볼 것이다.

'디렉션을 주는 것'에는 두 가지 측면이 있다. 첫 번째이자 가장 중요한 측면은 '생각의 질'이다. 당신은 조심스러운가, 아니면 밀어붙이는가? 이에 관해서는 3장에서 상세히 다루었다. 두 번째 측면은 '실제로 무엇을 생각하느냐'다. 어떤 디렉션에서 당신의 신체 부위가 움직인다고 생각하는가? 이 질문이 이번 장의 주제다. 나는 당신이 1, 2번 디렉션에 요구되는 생각을 발견하도록 도울 것이다. 하지만 사실 그러기는 쉽지 않은 일이다. 2번까지 잘 따라오는 독자도 많지 않을 것이다. 알렉산더도 혼자 실험하여 발견하는 데 여러 해가 걸렸으니, 당신이 혼자서 그보다 더 빨리 익히기는 쉽지 않을 것이다.

이러한 이유로, 이 실험들에 관해 아래와 같이 '매수자 위험 부담 원칙'[15]을 제시하고자 한다.

---

15 구매한 물품의 하자 여부는 구매한 사람이 확인할 책임이 있다는 원칙.

첫째, 이 모든 실험은 당신이 몸을 어떻게 잘못 사용하는지 내가 이미 알고 있다는 가정이 바탕에 깔려 있다. 그렇지만 사실 내가 어떻게 알겠는가? 어쩌면 당신은 머리를 뒤와 아래로 젖히지 않을지도 모른다. 지금까지 나는 그런 사람을 세 명쯤 보았다. 나는 우리 대부분이 범하는 — 어느 교사가 이름 붙인 — '전형적인 아래로 끌어당기기'를 설명하기 위해 다년간의 레슨 경험을 이용했다. '대부분'이라는 표현에 주목하라. 이는 '모두'를 뜻하지 않는다. 당신은 예외일 수 있다. 그렇다면 내가 여기에 쓴 내용 중 많은 부분이 당신에게 의미가 없을 것이다. 그러니 이러한 경우라면 미안하다. 이는 내가 감수할 위험이며 글의 한계다.

둘째, 만약 당신이 이 장에서 설명하는 정보를 이용해 혼자 실험하면서, 자신의 생각과 움직임을 섬세하게 관찰할 필요성을 경시한다면, 자신에게 해를 끼치게 될 것이다. 이는 의심할 여지가 없다. 그런 경우, 몸 사용 능력이 향상되기는커녕 불필요하게 긴장하는 습관이 늘어 이전에 겪어 보지 못한 고통과 통증이 발생할 것이다. 네 개의 디렉션을 이해하는 가장 쉬운 방법은 레슨을 받는 것이다. 그러면 이 장이 레슨을 이해하는 데 도움을 주는 매우 귀중한 정보임을 알게 될 것이다. 레슨은 비용이 들지만 시간을 줄여 준다. 시간은 소중하지 않은가?

어쨌든 나는 이 정보를 그런 방식으로 이용하기를 권한다. 분명히 경고했다.

정의

시작하기 전에 우리가 '머리'와 '목', 그리고 그 밖의 신체 부위를 가리키는 용어의 의미에 동의한다는 점을 확실히 해 두자. 단어를 사용할 때 우리는 모든 사람이 같은 단어를 같은 의미로 이해한다고 무의식적으로 추정한다. 그런 추정의 오류를 내가 설명할 필요는 없다. 누군가에게 '신'이라는 단어의 뜻을 물어보기만 해도 그런 오류를 알게 될 것이다. '신'이라는 단어처럼 '머리'나 '목' 같이 간단한 단어도 사람들은 각자 다른 의미로 이해할 수 있다. 알렉산더는 말한다.

> "인쇄된 글을 읽을 때는 주의해서 읽어라. 쓰인 대로 읽지 않을 수 있으니."

목

목은 그림 7.1에서 볼 수 있듯이 7개의 '목뼈'를 둘러싼 부위이며, 그림에는 보이지 않지만 목뼈(경추)에 붙어 있는 모든 근육도 여기에 포함된다. 이 실험을 연구 프로젝트라고 생각하고, 시간을 두고 이 7개의 목뼈에 붙어 있는 광범위한 근육을 잘 살펴보라. 이 근육 중 일부는 곧바로 허리로 연결된다. 몸 앞쪽에는 근육들이 그림 7.1에 보이는 가슴우리(흉곽) 위쪽으로 뻗어 있다. 목 안에서 목뼈를 이루는 일곱 개의 척추뼈는 생각보다 폭이 훨씬 넓다. 귓불 아래를 눌러 보면 단단하고 부드러운 돌출 부위가 느껴질

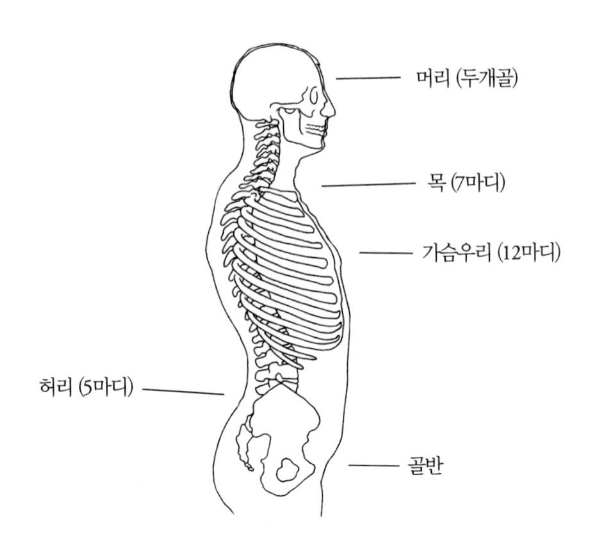

그림 7.1 목, 가슴우리, 허리, 골반이라는 단어는 위 그림에서 보듯이 척추의 다른 마디들과 연관되는 이름이다.

것이다. 이 부위는 사실 첫 번째 마디(환추)의 돌출된 모서리 부분이다. 다른 마디들은 이렇게 넓지 않지만 대다수 사람이 생각하는 것보다는 넓다.

가슴우리

다음 신체 부위는 12개의 가슴등뼈(흉추)로 이루어지는데, 그림 7.1에서 보듯이 각 갈비뼈와 연결되어 있다. 가슴우리(흉곽)는 '갈비뼈로 이루어진 우리 또는 새장'을 뜻하지만 실제로 새장 같지는 않다. 모든 쇠창살이 제각기 움직일 수 있는 새장은 없기 때문이다. 각 갈비뼈는 위아래 갈비뼈와는 조금 다르게 움직인다. 이 모든 움직임이 어떻게 작용하는지 알 필요는 없고, 얼마나 유연한지만 알면 된다. 쇠창살은 잊고 플라스틱을 떠올려 보라. 뼈는 휘어질 수 있고, 갈비뼈는 개별적으로 움직일 수 있다.

허리

허리(등 아랫부분)는 마지막 다섯 개의 '허리뼈(요추)'로 이루어진다(그림 7.2를 보라). 허리뼈는 갈비뼈가 붙어 있지 않아서 조금 다르다. 엉치뼈와 꼬리뼈가 결합된 척추뼈는 가슴등뼈(흉추) 아래로 이어져 있지만 그림 7.1의 골반 안에 숨겨져 있으며 골반에 쐐기처럼 박혀 있다. 척추 전체, 특히 척추 아랫부분은 매우 크다. 우리가 생각하는 것보다는 훨씬 크다. 양손으로 한쪽 넓적다리 위를 감싸 보라. 과체중이 아니라면, 근육을 포함한 이 두께가 척추 아랫부분의 두께와 같다. 우리의 몸통 한가운데에 다리 하나가 들어가 있는 셈이다!

골반

골반은 세 개의 결합된 뼈로 이루어진다. 골반은 무게가 척추에서 다리로 전달되는 것을 조절하며, 두 다리와 허리(등 아랫부분)에 붙은 근육을 받쳐 주는 기반이 된다. 이런 식으로 연결하는 중요한 근육이 그림 7.2에 보이는 허리근(요근)이다. 이 근육을 잘 살펴보라. 이 근육의 움직임을 느껴 보면 허리와 다리의 연결성에 관해 많은 것을 배울 수 있다.

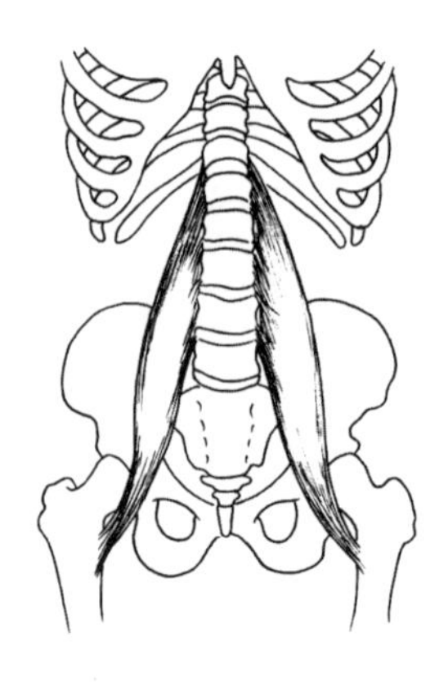

그림 7.2 이 그림은 다리를 허리와 연결해 주는 중요한 근육인
허리근을 보여 준다. 그림에는 허리근의 일부만 보인다.

몸통과 척추

몸통은 목과 가슴우리(흉곽), 허리, 골반을 합친 이름이며, 몸의 형태를 이루는 살과 피부, 소화기관을 모두 포함한다. 척추는 어떨까? 척추는 목(7개의 척추뼈), 가슴우리(12개의 척추뼈), 허리(5개의 척추뼈), 그리고 함께 결합하여 엉치뼈와 꼬리뼈를 이루는 척추뼈로 구성된다.

몸통 안에 있는 척추의 위치와 두께를 상상해 보라. 많은 사람이 등에서 만져지는 돌출된 부분을 척추라고 생각한다. 그래서 척추라 하면 등에 아주 가까이 붙어 있는 얇고 작은 관을 떠올린다. 그렇지 않다! 척추는 몸을 지탱하고 유지해 주는 두꺼운 구조물이며, 척추가 정말로 사람들이 생각하는 것처럼 만들어졌다면 제 역할을 할 수가 없다. 그런 돌출 부위는 척추뼈의 바깥 모서리며, 그림 7.3에서 보듯이 가시 돌기라고 부른다. 체중을 지탱하는

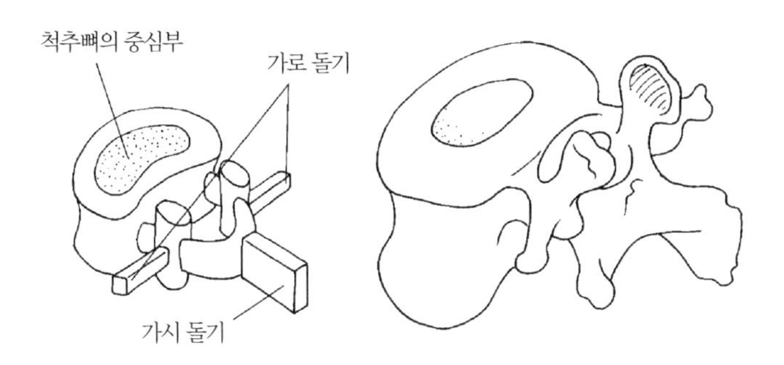

그림 7.3 왼쪽 그림은 전형적인 척추뼈를 단순화한 것이며, 오른쪽은 허리뼈의 모양이다. 가로 돌기와 가시 돌기라 불리는 세 개의 '기둥'을 주목하라. 여기에 근육이 붙는다.

척추의 주요 부위는 각 척추뼈의 중심부이며, 몸통 안쪽으로 좀 더 들어간 곳에 있다.

우선적 움직임

네 개의 디렉션은 모두 알렉산더가 인체의 '우선적인, 진정한 움직임'이라고 말한 것과 연관된다. 간단히 말해, 어떤 상황에서든 머리가 이끌고 몸이 따라가는 것이다. 알렉산더는 이를 '우선적 조절(Primary control)'이라고 불렀다.

머리는 몸을 어디로 이끄는 것일까? 이 역시 간단하다. 그림 7.4를 보자. 머리는 몸을 길어지게 하거나(이 경우, 자유로움과 가벼움을 느낀다), 아래로 내리눌러 짧아지게 할 수 있다(이 경우, 긴장과 불편함을 느낀다).

머리/목이 몸과 관계하는 방식은 언제나 몸의 협응에 영향을 미치는데, 이로울 때도 있지만 대개는 해로운 영향을 미친다. 만약 당신이 목의 긴장이나 허리 통증, 무릎 통증, 호흡 곤란, 과사용 증후군, 어떤 형태든 불필요한 긴장 등을 겪는다면, '당신이 머리를 뒤와 아래로 젖히고 있다'에 우리 집을 걸겠다.

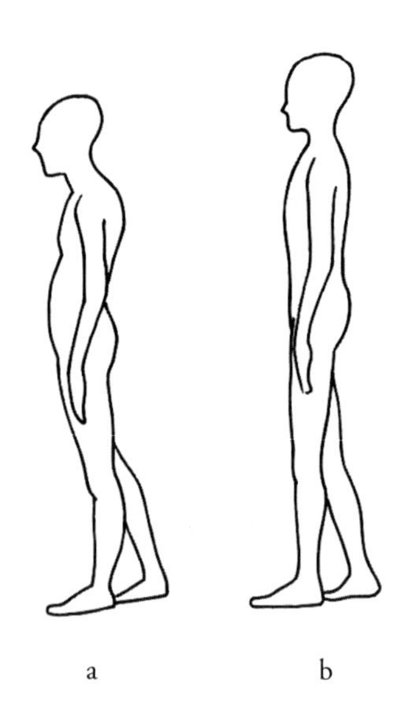

그림 7.4 왼쪽 그림은 걸으면서 몸을 아래로 눌러 짧아지게 하는 반면, 오른쪽 그림은 몸을 길어지게 하고 있다.

'우선적 조절'의 작용을 경험할 수 있는 간단한 동작을 배워 보자. 그림 7.5처럼 손과 무릎을 바닥에 짚고, 친구에게 양손으로 부드럽게 머리를 잡아 달라고 요청하라.

이제 친구가 당신의 머리를 살며시 돌려서 왼쪽이나 오른쪽을 바라보도록 이끌게 한다. 당신은 머리가 이끌어지는 쪽으로 기어

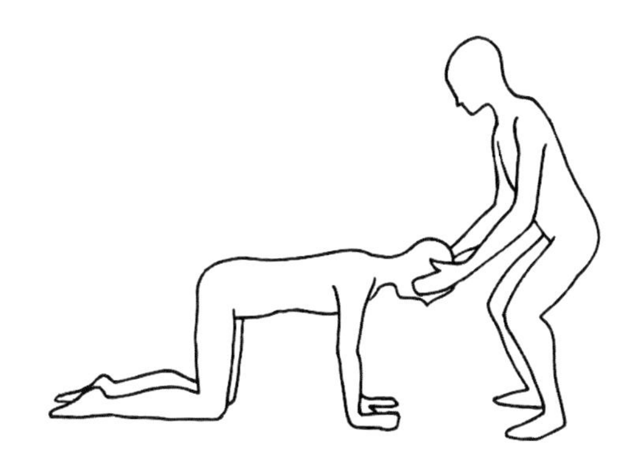

그림 7.5 단순히 이 자세로 기면 알렉산더의 '우선적 조절' 원리가 작용하는 것을 확실히 경험할 수 있다.

가게 되는 경험을 하게 될 것이다. 그쪽으로 가지 않으려고 해 보라. 친구가 이끄는 대로 머리를 그냥 놓아두면서, 동시에 반대 방향으로 기어가려고 해 보라. 당신이 가려는 방향으로 머리를 돌리지 않는 한, 그러기는 거의 불가능하다. 머리가 이끌고 몸이 따라간다.

1부 : 디렉션 탐구하기

예비 자세

우선, 알렉산더가 했듯이 그림 7.6처럼 적어도 두 개의 거울을 설치하면 목을 틀지 않고도 자신의 옆모습을 쉽게 볼 수 있다.

이 모든 실험은 서서 하므로 예비 자세를 알아야 한다. 지금 당신은 분명히 옳은 자세나 옳지 않은 자세에 관한 견해를 많이 가

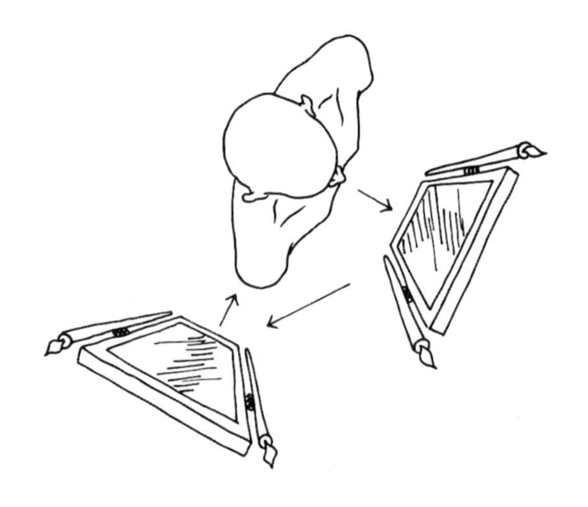

그림 7.6 위와 같이 두 개의 거울을 설치하면 목을 틀지 않고도 자신의 옆모습을 볼 수 있다.

지고 있을 것이다. 당신은 이러한 견해를 실행에 옮기고자 똑바로 서거나 몸을 더 곧추세우려고 할 수도 있다.

사람들은 왜 똑바로 서려고 할까? 물론 몸이 구부정하기 때문이다. 따라서 똑바로 서기 위해서는 구부정함이 전제되어야 한다. 그렇지 않은가? 구부정하지 않다면 똑바로 설 필요가 있을까? 다시 말해, 구부정함과 똑바로 서는 것은 동전의 양면처럼 분리될 수 없다는 뜻이다. 동전의 앞면이 있으려면 뒷면도 있어야 한다. 한쪽 면만 있는 동전을 상상할 수 있는가? 구부정함과 똑바로 서는 것도 마찬가지다. 이 둘은 언제나 함께 존재한다. 같은 것의 양면이니까 말이다.

이 실험의 핵심은 구부정함을 없애는 법을 배우는 것이다. 따라서 똑바로 서려는 접근법으로는 문제가 해결되지 않을 것이다. 그러니 어떤 방식으로든 자세를 똑바로 하려고 애쓰지 마라. 그냥 지금 자세 그대로 놓아두어라. 자신의 느낌이나 모습이 마음에 들지 않을 수도 있겠지만, 그것이 진실이다. 받아들여라.

이 실험을 하려면 그냥 평소의 자세로 있어라.

첫 번째 디렉션

이 우선적인 움직임의 성질을 확실히 이해했다면, 다음에는 이렇게 질문해야 한다. "어떻게 하면 내 머리가 그림 7.4처럼 내 몸을 짧아지게 하지 않고 길어지게 할 수 있을까?" 이 질문에 대한 알렉산더의 답이 그의 첫 번째 디렉션이었다. 이 디렉션은 다음과 같다. 목이 자유로워지도록 놓아두어 나의 머리가 앞과 위로 향하게 하고.

나의 스승인 마저리 바스토우는 이 첫 번째 디렉션을 "나의 머리를 앞과 위로 섬세하게 움직여라."로 해석했다. '목이 자유로워지도록 놓아두어'를 '섬세하게'로 바꾼 것이다. 이 때문에 그녀는 더 전통적인 성향의 교사들과 많은 마찰을 빚었다. 그들은 마저리처럼 표현하면 사람들이 '앞과 위로'라는 디렉션을 따를 때 목을 긴장시키는 방식으로 할 것이라고 생각했는데, 이는 잘못된 생각이다. 마저리는 마땅한 이유가 있었고 나도 그녀의 의견에 동의했지만, 이 일은 알렉산더 교사들이 단어에 관해 지나치리만큼 민감하게 반응하며 그 또한 그럴 만하다는 것을 보여 준다. 생각하는 방식이 움직이는 방식이다. 알렉산더 테크닉은 움직임에 관한 것이라기보다는 당신의 생각에 관한 것이다.

이 짧은 문장에는 엄청난 양의 정보가 들어 있다. 첫 구절부터 시작해 보자. 목이 자유로워지도록 놓아두어.

이 디렉션은 움직임을 지시하는 말이 아니라, 생각의 중요한 측면, 즉 생각의 질을 상기시키는 말이다.

'억지로 하려는' 생각은 수축을 유발하지만, '섬세한' 생각은 길어지게 한다. 마음이나 생각이 몸의 움직임과 별개라고 생각하지 마라. 근육은 생각에 따라 움직인다.

근육은 수축만 할 수 있다. 근육은 길어지게 '할' 수 없다. 길어지는 것은 근육이 수축을 멈출 때 일어나는 결과다. 따라서 '목이 자유로워지는 것'은 당신이 할 수 있는 게 아니라, 당신이 무언가를 '하지 않아서' 생기는 결과다. 그림 3.4를 다시 보라.

가끔 알렉산더 테크닉은 당신을 몹시 화나게 할 수도 있다. 이전까지 몸을 사용했던 방식과 매우 상반되기 때문이다. 하지만 인내심을 가지고, 항상 다음 두 문장을 명심하라. 당신은 어떠한 디렉션도 '행할' 수 없다. 모든 디렉션은 지금 하고 있는 행위를 '방지'하거나 '멈추게' 하려는 것이다. 이 점이 아직 이해되지 않으면 3장을 다시 읽기 바란다. 이 점은 알렉산더 테크닉 전반에 매우 중요하기 때문이다.

이제 다음 구절인 '……하게'(in such a way)를 살펴보자.

어떤 사람들은 자유로운 목이란 머리가 봉제 인형처럼 사방으로 돌아갈 수 있게 하는 목이라고 생각한다. 알렉산더 교사들은 그렇게 생각하지 않는다. 그들에게 '자유로운 목'이란 머리가 '앞과 위로 향하게' 하는 목이다. 이런 목은 잘 움직여지고, 기민하며, 균형을 유지한다. 따라서 이러한 결과가 나타나도록 목을 자유롭게 하는 것이다.

'자유로운 목'은 '긴장이 없다'는 의미가 아니다. 목에는 긴장이 있어야 한다. 그렇지 않으면 졸 때처럼 머리가 앞으로 툭 떨어질 것이다. 그림 7.7에서 보듯이 머리가 척추 위에서 균형을 잡는 방식 때문에 그렇다.

중요한 질문은 이것이다. '어느 정도의 긴장이 필요한가?' 답은 '머리가 뒤와 아래로 당기지 않을 만큼'이다. 이 말은 머리가 앞과

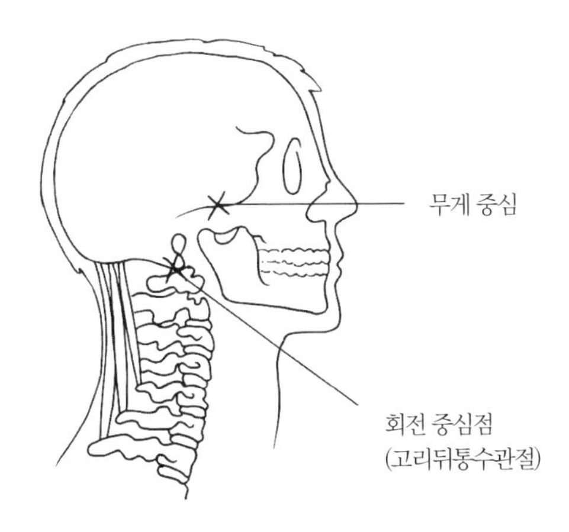

그림 7.7 '무게 중심'이라는 머리 무게의 중심은 '회전 중심점'이라는, 머리와 척추가 연결되는 관절 앞에 위치한다. 이 때문에 머리는 항상 자연히 앞쪽으로 기운다.

위로 향해야 한다는 뜻이 된다.

이제 첫 번째 디렉션의 마지막 부분을 보자. 나의 머리가 앞과 위로 향하게 하고.

알렉산더는 '앞과 위로'를 발견한 것이 아니다. 그는 그 반대인 '뒤와 아래로'를 발견하였다. 따라서, '앞과 위로'부터 설명하고 싶은 유혹은 있지만, 이것을 먼저 설명하는 것은 적절하지 않으므로 그러지 않을 것이다. 알렉산더가 그랬듯이 당신도 먼저 그 반대인 '뒤와 아래로'가 실제 무슨 의미인지 탐구해야 한다.

머리와 목의 움직임 정의하기

머리와 목을 '뒤와 아래로' 향하는 움직임에 관한 논의를 명확히 하기 위해, 앞으로 계속 사용할 단어들을 정의해 보자.

첫째, 이 작은 동작을 해 보라. 머리만 앞으로 기울여 보라. 지금 해 보라. 목도 함께 구부렸는가? 99퍼센트의 경우에 대답은 "그렇다"이다. 내가 머리'만' 기울이라고 강조했는데도 말이다. 이는 무엇을 말해 주는 걸까? 대다수 사람이 목과 머리를 하나의 단위로 생각하며, 움직임을 만들기 위해 조합된 별개의 요소로 보지 않는다는 뜻이다. 실제로 척추 꼭대기의 관절은 귓불 높이에 위치한다. 그림 7.7과 7.8을 보라.

이제 머리를 앞으로 기울이면서, 고리뒤통수관절(그림 7.7을 보라)이라는 머리/목 관절에서만 움직임이 일어나는 것을 지켜보라. 이 움직임은 무시해도 될 만큼 아주 작을 것이다. 만약 그 움직임

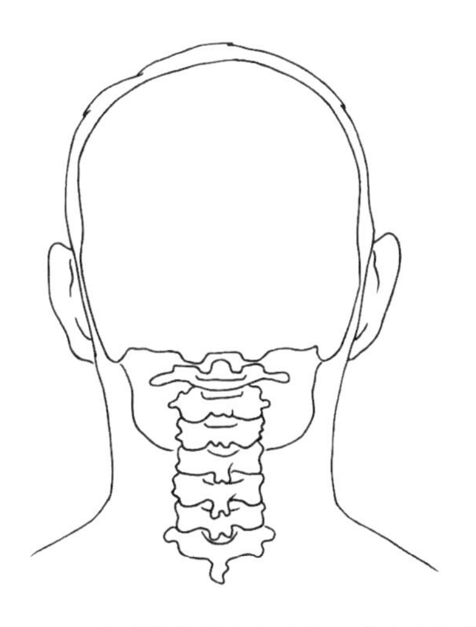

그림 7.8 척추는 턱 뒤까지 이어져 귓불 높이까지 올라와 있다

이 크게 느껴지면, 목도 함께 앞으로 구부리고 있는지 거울로 확인해 보라.

그림 7.9, 7.10, 7.11은 머리와 목을 움직이는 중요한 방식을 보여 준다. 나는 다음과 같은 표현을 사용할 것이다. '머리는 앞으로'(그림 7.9a), '머리는 뒤로'(그림 7.9b), '머리는 안으로'(그림 7.11c), '목은 위로'(그림 7.10a), '목은 아래로'(그림 7.10b). 다음에 나오는 두 개의 실험을 하면서, 거울에 비친 자신의 머리/목의 관계와 그림을 비교해 가며 이 용어들의 의미가 시각적으로 명확히 이해될 때까지 시간을 들여 공부하기 바란다. 단순하게 설명하려고 따로 언급하지는 않았지만, 회전 움직임도 일어날 것이다.

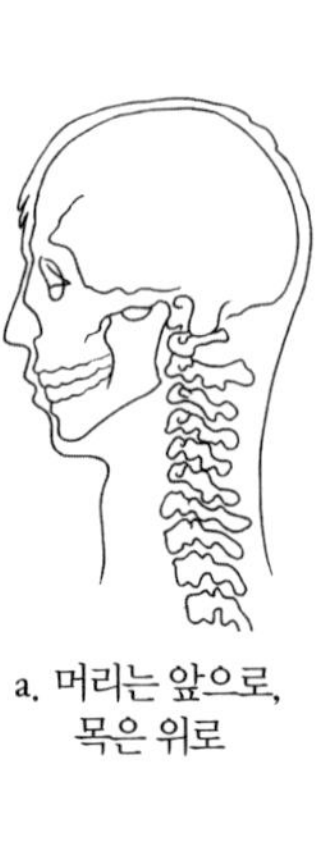

a. 머리는 앞으로,
목은 위로

b. 머리는 뒤로,
목은 위로

c. 머리는 뒤로,
목은 아래로

그림 7.9

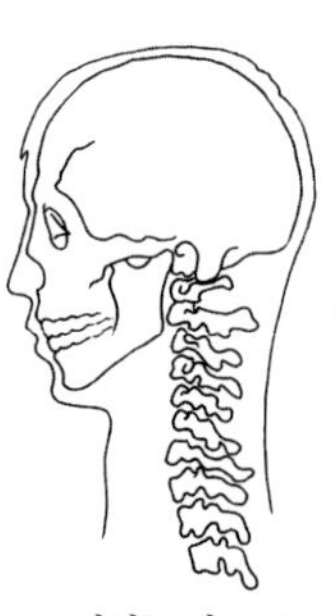

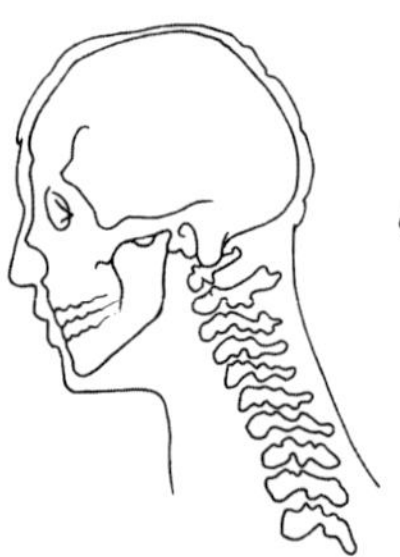

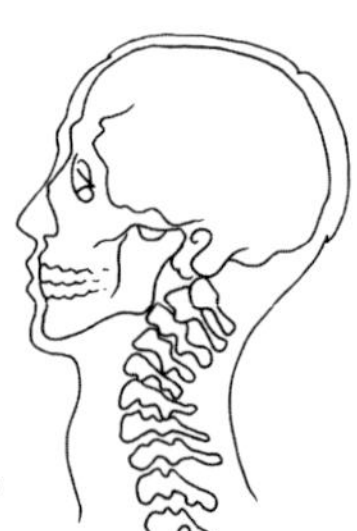

a. 머리는 앞으로,
목은 위로

b. 머리는 앞으로,
목은 아래로

c. 머리는 뒤로,
목은 아래로

그림 7.10

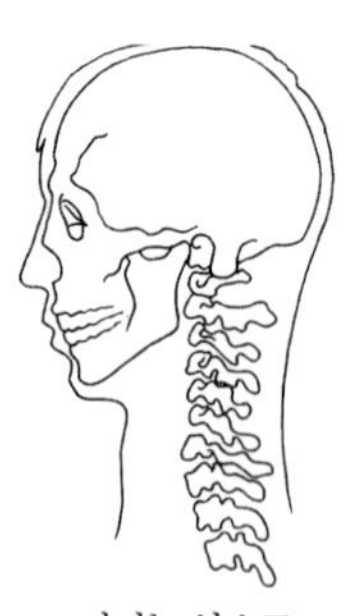

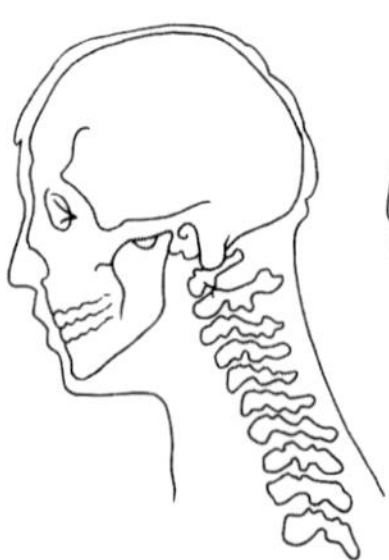

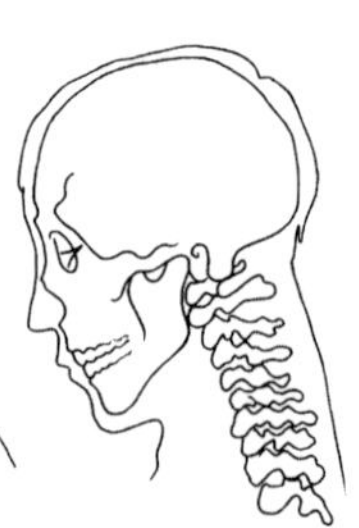

a. 머리는 앞으로,
목은 위로

b. 머리는 앞으로,
목은 아래로

c. 머리는 안으로,
목은 아래로

그림 7.11

첫 번째 실험: '뒤와 아래로' 탐구하기

위 '예비 자세' 부분을 다시 읽고, 이 실험을 시작하기 전에 준비해 보자.

우선, 그냥 바라보라. 당신의 머리가 움직이고 있는가? 처음에는 "아니, 움직이지 않는다."라고 답할지 모른다. 그 대답은 틀렸다. 당신의 머리는 움직인다. 다시 더 자세히 살펴보라. 인내하면서 계속 지켜보라. 마침내 "그래, 내 머리가 약간 움직이고 있다."라는 대답이 나올 때까지. 이제 당신은 자신의 움직임을 관찰할 준비가 되었다.

어떤 말이든 해 보면서 머리의 어디가 움직이는지 보라. 이 실험을 하고, 또 하고, 계속해 보라. 당신이 말을 할 때마다 거의 같은 행동을 반복한다는 것을 확실히 알 때까지 적어도 20~30번은 해 보라. 매번 조금씩 다른 행동도 하겠지만, 반복되는 한 가지 행동이 있을 것이다. 찾아냈는가? 못 찾았는가? 지금 당신은 알렉산더가 거친 실험 과정을 이해하는 중이다. 이 시점에서는 알렉산더도 그다지 발견하지 못했다!

알렉산더가 그다음에 한 것은 다음 실험과 좀 비슷하다. 계속해서 관찰하되, 이번에는 "여보세요!"라고 외쳐 보라. 많이 반복해 보라. 이제 당신의 머리와 목이 어떻게 움직이는가? 장담하건대, 훨씬 많이 움직일 것이다. 이제 이 실험의 마지막 부분으로, 말하기와 외치기를 많이 반복하면서 두 가지를 비교하며 서로 다른지 자문해 보라. 다를 것이다. 하지만 어떻게 다른가? 머리와 목이 매번 어떻게 움직이는가? 이 실험을 몇 차례 더 해야 할 것이다. 꾸준한 훈련이 필요하다는 알렉산더의 말을 기억하는가?

인내심을 가지고, 머리와 목을 어떻게 움직이는지 파악할 때까지 말하기와 외치기 실험을 끈기 있게 계속해 보라. 이 실험을 하는 대다수 사람은 자신이 그림 7.9b처럼 '머리를 뒤로' 젖히고 턱을 들어 올리면서, 그림 7.10b처럼 '목을 아래로' 내려서, 그림 7.9c처럼 머리는 뒤로, 목은 아래로 향하는 결합된 움직임을 만들어 내는 것을 목격하게 될 것이다. 아니면 당신은 그림 7.11c처럼 목을 아래로 당기면서 머리를 안으로 집어넣는 몹시 드문 소수의 사례에 해당할 수도 있다.

어떤 독자들은 언제 머리를 앞과 위로 움직이려 해야 하는지 궁금할 것이다. 음, 아직은 아니다. 우선은 당신도 알렉산더처럼 문제가 무엇인지 알아야 한다. 이 말은 자신이 지금 어떻게 움직이는지 지켜보고 배우는 데 충분히 많은 시간을 들여야 한다는 뜻이다. 머리와 목의 움직임이 매우 뚜렷이 보일 때까지 연습하라. 알렉산더 디렉션을 해결책으로 사용하기 전에, 지금은 이 움직임이 몸의 다른 움직임에 미치는 간접 영향을 분석하는 일이 중요하다.

두 번째 디렉션

첫 번째 디렉션에 이어 두 번째 디렉션을 연결해 보자. (1) <u>목이 자유로워지도록 놓아두어 나의 머리가 앞과 위로 향하게 하고</u> (2)

그리하여 내 몸이 길어지게 하고

이 디렉션들을 이해하는 일은 네 개의 공을 한 번에 저글링하는 것과 같다. 지금 당신은 한 개의 공을 보고 있는데, 나는 두 번째 공을 보라고 요청하려 한다. 그러니 더 복잡해진다.

그리하여 내 몸이 길어지게 하고. 당신은 내가 지금까지 설명한 것처럼 '목'을 별개로 생각하고 싶어 하지 않는다. 목이 하는 일은 몸통 전체의 움직임과 연결된다. 서 있을 때 목을 아래로 구부리면, 그 움직임을 상쇄하기 위해 허리부터 몸통을 젖혀 활처럼 휘게 할 것이고, 그러면 다시 허리의 만곡이 안쪽으로 더 깊어지고 그림 7.12b처럼 골반을 앞쪽으로 내밀게 된다.

두 번째 실험: '짧아지게 하기' 탐구하기

그림 7.6처럼 거울을 세워 놓고 '예비 자세'를 다시 취해 보자. 첫 번째 실험에서처럼 바라봄으로 시작하라. 먼저 자세를 조정하여 여기저기 '바로잡고' 싶겠지만, 이 유혹에 굴복하지 말기 바란다. 가만히 지켜보기만 하라. 지켜보다 보면 자신이 완전히 정지한 상태로 있을 수는 없다는 것을 알아차릴 것이다. 아주 미세하게지만, 두 발 위에서 몸이 앞뒤로 흔들리고 좌우로 돈다.

이 움직임을 오랫동안 관찰하면서 움직임에 특정한 패턴이 있는지 찾아보라. 그 패턴이 당신의 호흡과 관련이 있는가? 그럴 수도, 그렇지 않을 수도 있다. 당신이 알아내야 한다. 당신은 지금 실험 중이므로 어떤 것도 기대하면 안 된다는 점을 명심하라. 당신이 볼 수 있는 것을 내가 몇 가지 말해 주겠지만, 이 정보를 시험해 보는 것은 당신의 몫이다. 자신이 기대하던 것을 발견하지 않도록 주의하라. 실제로 무슨 일이 일어나는지 본 뒤, 그것이 나의 설명과 일치하는지 확인해 보라.

몸이 가볍게 흔들린다는 것을 알아차렸다면, 이제 그 움직임을 좀 더 주의 깊게 분석해 보라. 예를 들어, 이 움직임이 주로 발목 관절에서 일어나는가? 가슴우리(흉곽)와 허리 사이에 어떤 움직임이 있는지 알아챌 수 있는가? 이 움직임이 머리와 목의 균형에 어떤 영향을 미치는가? 다음은 당신이 발견할 수 있는 몇 가지 움직임이다.

가슴우리와 몸통의 움직임

서서 가슴우리(흉곽) 전체의 움직임을 관찰해 보라. 십중팔구 가슴우리가 무너져 내려 윗몸 전체가 허리에서부터 뒤쪽으로 둥그렇게 말릴 것이다. 이 두 가지 움직임을 자세히 바라보자.

첫째, 그림 7.9c처럼 머리가 뒤로, 목은 아래로 향하는지 확인해 보라. 만일 그렇다면 그림 7.12a처럼 '목이 아래로' 내리누르는 압력 때문에 가슴우리가 하방 압박을 받는 것이 느껴지는가? 가슴우리는 위에서 누르는 목의 압력 때문에 구부정하게 아래로 무너진다. 매일 구부정한 상태로 생활할 때 그러듯이 말이다. 하지만 일어나는 일은 이것만이 아니다.

둘째, 가슴우리가 배 쪽으로 내려가는 순간에도 몸이 뒤로 움직이면서 허리의 만곡 부분이 뒤쪽으로 나와 몸통이 뒤로 움직이는 것을 알아차릴 수 있는가? 이때 허리에 압력이나 긴장이 느껴진다면, 몸이 뒤로 움직일 때 이 긴장이 증가하는가? 몸통의 움직임을 관찰하면서 이 긴장을 계속 감지해 보라. 인내심을 갖고 관찰하면 분명한 패턴이 드러날 것이다.

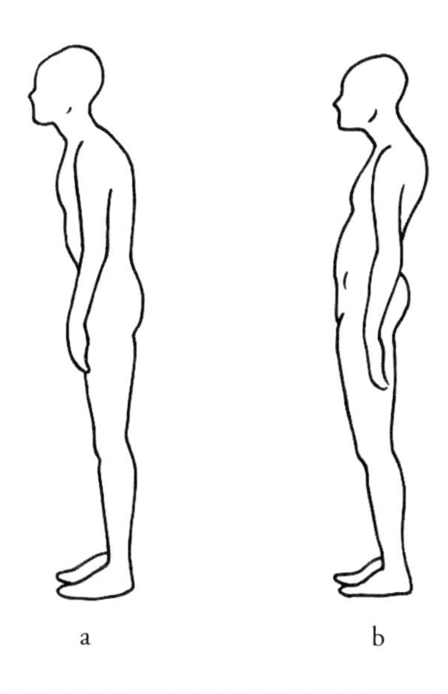

그림 7.12 a는 목이 아래로 향하면서 가슴우리가 구부정해지는 모습을 보여 준다. b는 몸통이 허리부터 뒤로 젖혀지고, 골반을 앞으로 내밀며, 무릎이 뒤로 잠겨 있는 모습을 보여 준다.

골반과 다리의 움직임

이제 몸통이 움직이는 동안 골반의 움직임을 관찰해 보라. 몸통이 허리부터 뒤로 젖혀질 때, 골반은 어느 쪽으로 밀려 들어가는가? 허리의 만곡이 안쪽으로 깊어지면서 골반이 돌아가는가? 뒤로 향하는 몸통의 움직임에 대응하여 골반 전체가 앞으로 나아가는가? 주의 깊게 살펴보면 두 가지가 모두 일어나는 것을 볼 수 있다.

그림 7.13에 보이는 각각의 움직임을 관찰해 보자.

첫째, 골반은 십중팔구 시작 위치(그림에서 점선으로 표시된 골반 부분)에서 뒤와 위로 돌아가서 허리의 만곡이 더 깊어진다. 허리의 이 오목한 만곡도 가슴우리(그림에서 점선으로 표시된 가슴우리 부분이 시작 위치다)와 몸통이 허리를 회전축으로 하여 함께 뒤로 젖

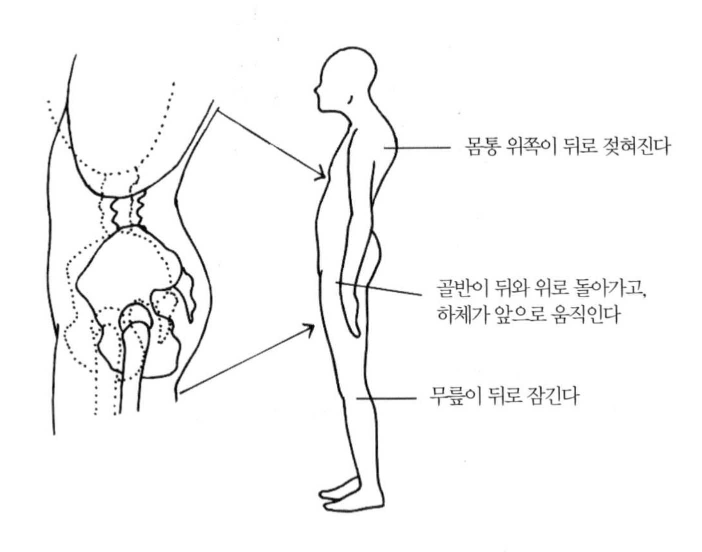

그림 7.13 골반이 위로 돌아가면서 허리의 만곡은 가슴우리와 함께 몸통 전체가 뒤로 젖혀지고, 이 때문에 허리의 만곡이 더 깊어진다. 그림의 점선은 가슴우리와 골반의 시작 위치를 보여 준다.

혀진 결과다. 이 두 움직임이 한꺼번에 일어나면 허리의 만곡이 안쪽으로 커지고, 당연히 긴장이 커지며, 통증까지 생길 수 있다.

둘째, 다리가 발목 관절에서 앞으로 움직이면, 이 때문에 골반이 (위로 돌아가면서) 앞으로 내밀어질 수 있다. 이는 발의 앞쪽에 체중이 실리는 것과 비슷하다. 하지만 이때 무게 중심이 앞으로 쏠리지 않는 이유는 이에 대응해 무릎이 뒤로 향하면서 잠기기 때문이다.

몸의 협응을 관찰하고 느끼면서 내가 설명한 내용(몸 전체에 미치는 영향을 보려면 그림 7.13을 참고하라)을 시간을 갖고 분석해 보라. 확인해 보라. 당신도 이처럼 움직이는가? 우리는 고정된 어떤 것에 관해서가 아니라, 계속해서 일어나는 미세한 활동에 관해 이야기하는 것임을 기억하기 바란다. 분명히 자신의 몸이 무겁고 긴장되었다고 느낄 수 있지만, 그렇다고 몸이 고정되었다고 오해하지는 마라. 긴장은 작은 움직임으로 이루어진 활동이며, 우리는 이런 활동을 관찰할 수 있다. 그것은 놀랍도록 정교하고 섬세한 작은 춤이다.

지금까지 당신은 이러한 몸의 움직임을 오랫동안 충분히 관찰했을 테니, 이제 알렉산더의 해결책, 즉 첫 번째와 두 번째 디렉션을 적용하여 실험해 볼 준비가 되었다. 만약 앞에서 다룬 내용을 완전히 이해하지 못했다면, 부디 참을성을 가지고 앞으로 돌아가서, 내가 위에서 설명한 패턴을 확실히 파악할 수 있을 때까지 몸의 협응을 계속해서 관찰하기 바란다.

만약 이 모든 것이 너무 감지하기 힘들고 복잡하게 느껴진다면, 앞에서 '이 실험들은 레슨에 큰 도움이 될 수 있지만 레슨을 대체할 수는 없다'라고 했던 나의 조언을 떠올려 보라. 하지만 성실하고 헌신적인 태도, 부지런함과 인내심, 집중력, 마음을 열고 열성적인 태도로 임한다면, 나 역시 당신이 혼자 할 수 있는 것이 많이 있다고 믿는다.

2부 : 디렉션 적용하기

세 번째 실험: '앞으로' 경험하기

거울 앞에 서서 시간을 갖고, 두 번째 실험에서 설명한 몸의 미세한 흔들림을 민감하게 느껴 보라. 이제 이전 두 실험에서 했던 분석을 전체적으로 반복해 보라. 이를 위해 알렉산더는 아래와 같이 세 단계를 밟았다.

1. 현재의 몸 사용 상태를 분석한다. 첫째, 몸을 미세하게 움직일 때 머리와 목은 어떻게 움직이는가? 그림 7.9c처럼 '머리가 뒤로' 젖혀지고 턱이 약간 들리는가? 이런 일이 일어난다면, 몸이 뒤로 기울면서 목에 긴장이 증가하는 게 느껴지는가? 그렇다면, '머리를 뒤로' 젖히는 근육이 꽉 조인다는 의미다. 혹은 그보다는 그림 7.11c처럼 '머리가 안으로 들어온다'고 느끼는가? 이는 움직임이라기보다는 긴장된 자세처

럼 느껴질 수 있다. 적어도 5분 동안 몸의 협응을 느껴 보라. 머리가 척추 위에서 어떻게 움직이는지 확실한 이미지가 떠오를 때까지 그렇게 해 보라.

이제, 머리가 뒤로 젖혀지는 움직임을 계속 주시하면서, 이 때문에 목을 내리누르는 압력이 생겨 그림 7.10b와 그림 7.11c처럼 목이 눌리는 게 느껴지는가? 이제는 목이 가슴우리(흉곽)를 눌러 몸이 구부정해지는 게 느껴지는가?

이러한 움직임들을 모두 인지하면서, 몸통이 전체적으로 어떻게 움직이는지 관찰해 보라. 때로는 몸통이 뒤로 젖혀져 허리에 약간의 만곡이 생기는가? 이때 호흡을 함께 알아차리면 유용할 것이다. 호흡이 제한되는 게 느껴지는가? 호흡이 제한됨으로써 생기는 움직임과 긴장의 관계를 감지할 수 있는가?

이 모든 움직임을—자꾸 반복하고, 이 모든 관계의 상태를 확인하면서—계속 관찰하고, 마지막으로 골반과 다리의 움직임까지 감지해 보라. 골반이 위와 뒤로 당겨지면서 허리의 만곡이 깊어지는가? 그 움직임이 어떻게 가슴우리, 목, 머리의 움직임과 연결되어 일어나는지 감지할 수 있는가? 그리고 허리가 뒤로 휘면서 몸통이 뒤로 젖혀질 때, 골반이 앞으로 내밀어지는 게 느껴지는가?

마지막으로, 위의 모든 움직임을 계속 알아차리면서, 무릎의 움직임을 관찰해 보라. 무릎을 뒤로 밀며 힘을 주고 있는가? 언제 그런가? 이 움직임이 몸을 내리누르는 위의 모든 패턴과 연동되어 일어나는가? 관찰 중에 골반이 앞으로 내밀어지면서 무릎이 뒤로 잠기는 것을 알아챌 수 있는가?

이 모든 움직임을 관찰함으로써 알렉산더의 두 번째 단계를 이해할 수 있게 된다. 그는 이 단계를 다음과 같이 표현했다.

2. 더 만족스러운 사용을 가져오는 진행 방법을 선정한다(도출한다). 물론 여기에서 말하는 '진행 방법(means whereby)'은 알렉산더 디렉션이지만, 이 디렉션들은 우리가 적용할 때마다 늘 정확히 똑같을 수는 없다. 왜일까? 지도(당신의 디렉션)는 실제 그 땅(당신의 몸 사용)이 아니기 때문이다. 알렉산더가 이 두 번째 단계에서 의도하는 것은, 당신이 그의 디렉션을 자신의 '구체적인' 몸 사용과 연관시키는 것이다. 알렉산더 디렉션은 '이미 진행되고 있다고' 인식되는 것에 따라 대응하는 경향이라고 볼 수 있다. 매 순간 디렉션을 당신의 구체적인 몸 사용과 연결하지 않는다면, 당신은 단순히 습관 위에 또 다른 습관을 얹는 '알렉 로봇' 같은 사람이 될 것이다.

자신의 몸 사용 방식을 구체적으로 파악했다면, 이제부터 진짜 재미를 느낄 수 있다. 알렉산더의 세 번째이자 마지막 단계를 적용하면서 말이다.

3. 이 일련의 진행 방법을 효과적으로 실행하는 데 필요한 디렉션들을 의식적으로 준다. 먼저, 머리가 뒤로 당겨진다고 느껴지면, '머리(목이 아님)를 앞으로' 향하도록 놓아 준다고 아주 살짝만 생각해 보라. 머리가 뒤로 당겨지는 것이 느껴져야만 머리가 살짝 풀리면서 앞을 향할 수 있다. 이는 타이밍의 문제다. 목 뒤의 긴장이 조금 증가한다고 느껴지면(이는 뒤로 움직이는 동안에도, 앞으로 움직이는 동안에도 나타날 수 있다), 머리를 앞으로 기울도록 허용하는 방식으로 목의 근육을 놓아준다고 생각하라. 그렇게 하면서, 턱과 목구멍 아래를 조이지 않는지 확인하라. 이런 일은 뒤로 당겨진 근육을 길게 늘일 때보다는 머리를 앞으로 당기기 위해 근육을 조일 때 일어날 것이다.

   목 근육을 자유롭게 놓아두어 '머리가 앞으로' 향하도록 놓아주기를 계속 반복하라. 할 때마다 조금씩 더 놓여날 것이다. 역설적이게도, '머리가 앞으로' 향하도록 더 많이 놓아줄수록 머리가 뒤로 당기며 긴장되는 것을 느끼기도 더 쉬울 것이다. 두 번 연속 똑같은 느낌이 들지는 않을 것이다. 그러므로 매번 머리가 뒤로 가는 느낌에 따라 머리를 앞으로 향하게 놓아주는 것이 매우 중요하다. 내가 처음에 오랜 시간을 두고 몸을 조절하고 사용하는 방식을 파악하라고 당부한 것도 마찬가지 이유에서다. 이는 알렉산더 테크닉이 다른 '자세 교정' 기법들과 매우 다른 이유이기도 하다. 당신은 새로운 것을 배우는 게 아니라, 이미 하고 있는 방식을 버리게 될 것이다.

알렉산더는 말한다.

"사람들이 배우는 대신 버린다는 생각을 하는 순간, 그들은 당신이 원하는 마음 상태에 있다."

이렇게 작은 실험이라도 섬세하고 정확하게 실행한다면, 몸 전체의 움직임 패턴이 미묘하게 개선될 것이다. 호흡이 더 쉬워지고, 허리가 덜 눌리며, 선 자세가 덜 힘들게 느껴질 수 있다. 이러한 변화를 느끼지 못한다면 앞으로 돌아가서 더 주의 깊게 관찰하고 이 실험을 계속 반복해 보라. '머리를 앞으로' 향하도록 이렇게 살짝 놓아주는 것이 몸 전체의 움직임 패턴에 영향을 끼치는 것이 느껴질 때까지. 끈기 있게 버티면 좋은 성과를 거둘 것이다. 조급해하면 그러지 못할 것이다.

'앞과 위로' 복습하기

이 실험을 하기 위해서는 '앞과 위로'의 명확한 정의를 알아야 하고, 이것이 머리/목의 움직임과 어떠한 관련이 있는지 알아야 한다. '앞으로'는 머리의 움직임과 머리만을 가리킨다. 목이 내려가서는 안 된다. 그렇게 움직이면, 즉 그림 7.11c처럼 목이 내려가면, 일본 사람들이 고개 숙여 인사하는 모습처럼 보인다. 실제로 '머리가 앞으로'의 의미는 모두 그림 7.9b처럼 머리가 뒤로 젖혀지지 않도록 방지하는 것이다. 이를 '머리높이'라고 표현할 수도 있다. 우리는 머리가 뒤로 젖혀지지 않는다면 머리를 앞으로 향할 이유가 없다고 말할 수 있다. '이미 앞으로 향하고 있을 것이기 때문이다.'

'위로'는 목과 온몸을 가리킨다. 그림 7.10b처럼 '목을 아래로' 당기는 근육은 백 개 이상이지만, 이 근육들을 풀어 줘야만 그림 7.10a에서처럼 '목을 위로' 올릴 수 있다. 다음 실험으로 넘어가기 전에, 그림 7.14에 보이는 목갈비근(사각근)과 목빗근(흉쇄유돌근)이 있다는 것을 알고, 목이 놓여나 '위로' 향하도록 길어지게 하는데 이 근육들이 어떤 역할을 하는지를 알면 유용하다.

네 번째 실험: '앞과 위로' 경험하기

'머리가 앞으로' 기운다고 느낄 때, 그림 7.11b처럼 '목이 아래로' 내려가게 하는 앞으로, 아래로 가해지는 압력을 느껴 보라. 그림 7.9a처럼 '목을 위로' 세워 목의 긴장을 줄여서 그 압력을 줄일 수 있는가? 이를 알아내려면 꽤나 골머리를 앓을 수도 있다. 긴장을 '늘리면', 목이 '위로'(그리고 뒤로) 향하는 것처럼 보이게 만드는 것은 쉬운 일이다. 누구라도 그렇게 할 수 있다. 하지만 여기에서 핵심은 긴장되는 느낌이 '줄어드는' 방식으로 목을 세운다고 생각할 수 있을 때까지 실험해야 한다는 점이다. 비결은 목이 '위로' 그리고 뒤로 향하도록 놓아주는 실험을 하면서, 머리가 계속 앞을 향하게 해야 한다는 것이다. 마저리 선생님은 "알렉산더 테크닉을 연습하려면 아주 정직해야 해야 합니다."라고 말한 적이 있다.

이 실험은 그녀가 그렇게 말한 이유를 보여 주는 완벽한 예다. 성공하기를 열망한다면 목의 긴장이 증가하지 않는 것처럼 자신을 속이기 쉽다. 목이 더 편하고 자유로운 상태가 되는 것은 이 실험의 지침이다. 다음 단계로 나아가기 전에 이 상태를 조금이라도 경험해 봐야 한다. 이를 이해하는 데 몇 달이 걸릴 수도 있지만, 곧바로 알아차릴 수도 있다. 사람들은 모두 다르다. 그래서 나는 한두 명의 학생에게조차 이런 일이 얼마나 쉽게 일어날지 그러지 않을지 확신할 수가 없다.

성공하려면 창의력을 발휘하며 연습해야 한다. 아래의 도움말을 참고하기 바란다.

첫째, 이 신체 부위의 근육 조직에 철저히 친숙해져라. 목과 가슴 상부를 잇는 주요 근육 '그룹'이 있다. 그림 7.14에서 일부를 볼 수 있다. 이 근육들이 길어져야 한다. 둘째, 근육이 길어진다는 것은 근육이 하던 일을 덜 한다는 의미지만, 그렇다고 해서 완전히 이완된다는 의미는 아님을 기억하라. 셋째, 근육을 미세하게 늘여 주면, 목이 가슴우리(흉곽)에서 놓여나 위로 올라갈 뿐 아니라, 가슴우리도 목에서 놓여나 목과 멀어진다. 이 디렉션들이 결합해

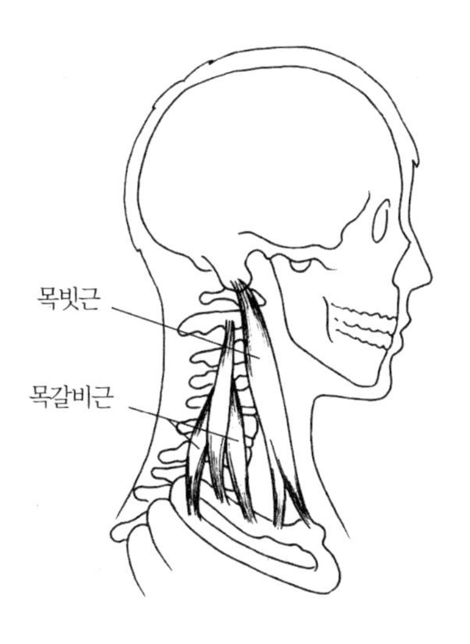

그림 7.14 목갈비근(사각근)과 목빗근(흉쇄유돌근)이 함께 움직이며 목을 아래로 당기거나, 목이 놓여나 다시 위로 향하게 할 수 있다.

가슴과 목 사이의 공간이 열린다.

이 디렉션들을 적용할 때 몸이 뒤로 넘어가기 시작한다고 느껴지면, 다음 단계로 넘어갈 준비가 된 것이다.

다섯 번째 실험: '앞과 위로 향하고 길어지게 한다' 경험하기

당신이 '전형적인 아래로 끌어당기기' 클럽의 회원이라면(그림 7.12b 참조), 몸이 뒤로 넘어가는 이유는 몸통이 뒤로 젖혀지기 때문이다. 몸통이 젖혀지는 이유는 목이 앞으로 떨어지는 움직임에 대응하기 위해서지만, 목이 더이상 앞으로 떨어지지 않으므로 몸통은 균형선을 벗어나게 된다. 그래서 대신에 뒤로 넘어가기 시작하는 것이다.

이런 일이 일어나는 것은 유용하다. 왜냐하면 이런 일이 일어나지 않으면, 다음 디렉션을 생각할 필요가 없고(그럴 가능성은 적다), 아니면 너무 빨리 진도가 나간 것이므로 앞으로 돌아가서 네 번째 실험에서 자세히 설명한 디렉션을 더 연습하면 되기 때문이다.

그러니 이제부터 '머리는 앞으로' '목은 위로'(첫 번째 디렉션의 두 요소) 향하도록 놓아줌으로써 머리와 목이 당겨지는 것에 대응하면서, 그림 7.4b처럼 몸통 전체가 앞으로 움직이도록 허용하는 두 번째 디렉션을 추가하라.

이 시점에서는 반드시 거울 두개를 사용해야 한다(그림 7.6 참조). 이 두 가지 디렉션을 함께 주는 데에 성공한다면(여기서 성공이란 긴장이 줄고, 호흡이 편해지며, 키가 커진 느낌이 들고, 가벼움과 편안함을 느끼는 것이다), 몸이 조금 앞으로 기울거나 엉덩이가 뒤로 툭 튀어나온 것처럼 느낄 것이다.

(나의 '머리는 앞으로' '목은 위로' 향한다는 디렉션을 주면서) 몸통을 앞으로 놓아주면, 골반이 앞으로 향하는 움직임을 막게 되어 엉덩이가 뒤로 조금 나온다. 그래서 엉덩이가 뒤로 튀어나오고 몸이 앞으로 기울어지는 느낌을 받는다. 어느 정도는 이 느낌이 맞다. 평소에 습관적으로 정렬하던 자세보다는 몸이 앞으로 기울고, 엉덩이도 평소처럼 앞으로 나오지 않을 것이다. 하지만 거울을 유심히 살펴보면, 실제로는 몸이 펴져서 위로 올라간 것이 보일 것이다. 몸이 전혀 앞으로 기울지 않은 것이다.

몸이 앞으로 기울었다면 어디에선가 잘못한 것이다. 그동안 했던 실험들로 되돌아가서 어디에서 잘못되었는지 찾아보라. 알렉산더는 이렇게 자신의 단계들을 되짚어 보는 과정을 셀 수 없이 반복해야 했다.

알렉산더의 딜레마

이 두 개의 디렉션을 준다는 것은 여러 개의 공으로 저글링하고 있다는 뜻이지만, 어느 공이 '첫 번째' 공일까? 알렉산더는 이 질문에 '한꺼번에 하되, 하나씩 차례로'라고 답했다. 이는 내가 당신을 배려하여 지금껏 말하지 않았던, 디렉션을 주는 것의 딜레마다. 그 딜레마란 이런 식이다. 가슴우리(흉곽)가 편안히 앞으로 나아가도록 허용하는 유일한 방법은 위로 길어지게 하는 동안, 머리가 앞으로 향하게 하는 디렉션을 주는 것이다. 하지만 머리를 앞으로 향하려면 몸통이 앞으로 편안히 나아가게 하여 위로 길어지게 해야 한다. 첫 번째 디렉션을 실행하는 동안 두 번째 디렉션을 실행하기는 쉽지만, 두 개의 디렉션을 함께 실행하지 않는 한 각 디렉션을 실현하기는 어렵다.

지금까지 당신이 무엇을 '앞과 위로' 향한다고 생각했든, 그것은 아마 '앞과 위로' 향한 게 전혀 아니었을 것이다. 사실, 당신이 이 실험을 정확하게 실행한다면, '앞과 위로 향한다'를 했을 때 절대로 연이어 두 번 같은 느낌을 받을 수 없다. 마저리 선생님은 우리에게 늘 이렇게 상기시켰다. "절대로 같은 느낌을 두 번 받지는 못할 거예요. 그러니 자신이 받은 느낌들을 암기한다면 당신은 결코 변하지 않을 겁니다."

모든 디렉션은 다음과 같이 진행된다. 하나의 디렉션이 다음 디렉션을 이끌어서 그 합이 두 디렉션보다 커진다. 두 디렉션이 차례대로 함께 일어날 때 그 둘이 통합된다. 첫 번째 디렉션이 두 번째 디렉션을 불러오면, 세 번째를 불러오기 위해 즉시 첫 번째와 두 번째 디렉션을 마음에 떠올린다. 이런 식으로 이어진다. 알렉산더는 이 과정을 설명하기 위해 '활동 중 생각하기'라는 표현을 썼다. 그는 "목적을 달성하려고 노력하면서 이 과정을 충실하게 이행한다면 누구라도 그가 '생각하기'라고 부르는 것을 통해 새로운 경험을 얻게 될 것"이라고 주장했다.

알렉산더는 오랜 세월 연구한 끝에 모든 디렉션의 작동 원리를 터득했지만, 당신은 숙련된 교사의 손을 통해 몇 분 만에 이를 경험할 수도 있다. 이 실험들을 하면서 디렉션들을 서로 연결시키지 못한다면, 효과를 보지 못할 것이다. 반면에 좋은 소식은, 디렉션들을 결합할 수 있다면 강력한 풀어짐을 경험할 수 있다는 것이다. 처음에는 조금만 풀어지는 경험을 하겠지만 이것이 점점 확대되어 굉장하면서도 마법 같은 느낌을 받게 될 것이다.

다음은 무엇일까?

한 가지 내가 설명하지 않은 부분은 팔과 어깨(실제로는 같은 것이다)와 움직임 조절의 관련성이다. 6장의 소제목, '좌우 어깨-팔'

에서 몇몇 정보를 얻을 수 있다.

어깨-팔은 알렉산더가 '넓어진다'라고 부르는 것을 하는 데 중요한 부위지만, 솔직히 말해 이 주제를 제대로 다루려면 책 한 권을 따로 써야 할 것이다. 더 많은 요소를 추가하여 결합할수록 훨씬 더 복잡해지므로 더는 말로 표현할 수가 없게 된다. 예를 들어, 다음을 어떻게 설명해야 할까? 사람들의 가장 큰 문제는, 어깨에 힘을 빼기 위해서는 어깨를 떨어트려야 한다고 믿는 것인데, 애초에 어깨에 힘이 들어간 이유가 바로 어깨를 떨어트렸기 때문이다.

어깨에 힘을 빼려면 대다수 어깨가 아래로 내려가는 것이 아니라 위로 올라가야 한다. 하지만 여기서 '위로' 올라가는 것은 우리가 흔히 생각하는 방식으로 올리는 것이 아니다. 힘을 주어 '뒤로 당기는' 것도 아니고 '위로 들어 올리는' 것도 물론 아니며, 아래쪽 끝에서부터 긴장이 풀리며 스르르 올라오거나 떠오르는 느낌으로 올라오는 것이다. 하지만 이 풀어짐은 머리와 목, 몸통을 잘못 사용해 왔던 다양한 습관의 맥락에서만 이해될 수 있다. 이 부위들에서 발견한 것을 어깨와 팔의 움직임에서 발견한 것과 결합하면 셀 수 없이 다양한 결과가 나올 것이다. 사람들은 제각기 다르므로 이 모든 원리를 말로 다 설명할 수는 없다.

네 개의 디렉션이 있는데 나는 그중에서 앞의 두 개만 다루었다. 네 개의 디렉션은 다음과 같다. (1) 목이 자유로워지도록 놓아두어 나의 머리가 앞과 위로 향하게 하고 (2) 그리하여 내 몸이 길어지게 하고 (3) 넓어지게 한다. (4) 그래서 무릎이 앞으로 나아가며 멀어진다.

이 네 개 다음에 익힐 수 있는 부수적인 디렉션이 수백 개나 있을 수 있다. 다른 위대한 예술 형태처럼 당신이 개발할 수 있는 기술은 끝이 없다.

이 책은 입문서이며, 내가 알려 준 내용을 실험해 보며 레슨을 함께 받다 보면 몇 년간 바쁘게 지낼 것이다. 이 프로그램을 완수한 독자들은 새로운 통찰을 얻을 능력이 길러질 것이며, 마지막 두 개의 디렉션에 대한 정보가 없다고 해서 중도하차 하지는 않을 것이다. 알렉산더 테크닉은 완전히 새로운 탐구의 영역으로 들어가는 여행이자 탐험이다. 더 탐구할수록 더 많은 결과를 얻게 되어 계속 나아갈 힘을 얻게 될 것이다. 알렉산더가 적절하게 말했듯이.

> "볼 수 있는 위치에 다다르면 보이는 것이 매우 많아지고, 이 경험을 밑거름 삼아 경험이 점점 더 풍부해진다."

Principles of the Alexander Technique

참고 자료

정보

www.alexandertechnique.com

이 사이트는 알렉산더 테크닉 교사를 찾거나, 교사 과정에 관한 정보를 얻고, 알렉산더 테크닉 관련 글을 읽고, 녹음 자료와 비디오 자료 링크를 찾는 데 아주 좋다. 초보자가 알렉산더 테크닉을 처음 알아 가기에 좋은 곳이다.

책

알렉산더 테크닉을 주제로 한 훌륭한 책이 많이 있지만, 진지한 독자라면 먼저 알렉산더가 쓴 책을 읽어야 할 것이다. 출간 순서에 따라 아래와 같이 4권의 책이 있다.

Man's Supreme Inheritance

Conscious Constructive Control of the Individual

알렉산더 테크닉, 내 몸의 사용법(The Use of the Self)

The Universal Constant in Living

이 책들은 여러 가지 판본이 있고, 때로는 웹에서 다운로드 받을 수도 있지만, 내가 강력히 추천하는 가장 권위 있고 주목할 만한 판본은 Mouritz(www.mouritz.co.uk) 출판사에서 발간한 책들이다.

다음은 그동안 출간된 고전적인 책들의 목록으로, 모두 훌륭하다.

Freedom to Change: The Development and Science of the Alexander Technique, Frank Pierce Jones 지음

The Alexander Technique: How to Use Your Body Without Stress, Dr Wilfred Barlow M.D. 지음

Body Learning, Michael J. Gelb 지음

How to Learn the Alexander Technique: A Manual for Students, Barbara and William Conable 지음

The Art of Swimming, Steven Shaw와 Armand d'Angour 지음

Master the Art of Running, Malcolm Balk와 Andrew Shields 지음

EyeBody, Peter Grunwald 지음

Golfsense, Ray Palmer 지음

Mind and Body Stress Relief with the Alexander Technique, Richard Brennan 지음

What Every Musician Needs to Know About the Body, Barbara Conable 지음

이 목록은 결코 완전하지 않으며, 이 목록에 빠졌다고 해서 가치가 적은 책인 것은 전혀 아니다! 먼저 관심이 있는 주제를 선택해서 그 주제부터 시작하는 것이 좋다. 위의 목록에 일부 전문 서적도 포함했다.

교사들

www.ati-net.com

마저리 바스토우 계보에 속한 교사를 원한다면, 나와 함께 일하는 일본인 교사들을 포함해 대다수가 알렉산더 테크닉 인터내셔널(Alexander Technique International) 회원이니 이 사이트에서 찾으면 된다. 알렉산더 테크닉에 관한 기사와 정보도 얻을 수 있다.

www.stat.org.uk

모든 알렉산더 단체의 어머니와 같은 사이트로, 이 사이트를 방문하면 이 책에서 언급한 다른 계보의 교사들을 모두 찾을 수 있다. 요즘에는 많은 교사가 당신이 주로 하는 활동으로 레슨을 하겠지만, 이 교사들의 대다수는 의자에 앉고 서는 것과 '테이블 레슨'을 할 것이다. 한번 문의해 보라.

www.alexandertechnique.com

첫머리에서 이미 소개한 사이트다. 이 사이트는 어느 한쪽에 편향되어 있지 않다. 누구라도 참여할 수 있는 공간이므로 여기서 더 배워 보기를 권한다.

미래

www.bodychance.com

내 인생의 목적은 깊이 있고 종합적인 교육을 받은 바디챈스 알렉산더 테크닉(BodyChance Alexander Technique) 교사들의 전 세계 프랜차이즈를 만드는 것이다. 이 교사들은 마저리 바스토우의 교육 방식을 따르며, 알렉산더의 발견이 역사상 가장 심오한 과학적 발견 중 하나라는 나의 한결같은 믿음에 부합하는 경험을 제공할 수 있을 것이다.

알림 바디챈스(BodyChance)는 이미 세계 최대 규모의 교사 교육 학교를 운영하지만, 일본에 있다! 웹 사이트도 일본어로 되어 있다. 영어권 국가에서도 스튜디오를 열 계획이 있으니 사이트를 계속 재방문해 주기 바란다. 바디챈스(BodyChance)의 메일링 리스트에 가입하면, 메일의 마지막에 영어로 번역된 나의 메시지가 보일 것이다.

저자에 대해

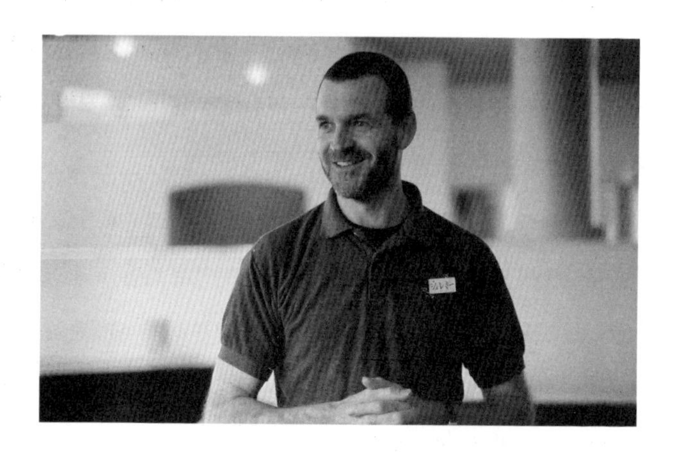

제레미 챈스는 1976년 런던에서 알렉산더 테크닉 교사로 훈련받는 과정을 밟기 시작했다. 이후 그는 알렉산더 테크닉계에서 세계적으로 유명하고 존경받는 교사로 자리 잡았다. 알렉산더 테크닉에 관해 많은 글을 기고했고, 몇몇 알렉산더 테크닉 국제회의에 주요 교사로 참여했으며, 호주, 뉴질랜드, 유럽, 미국, 일본 등지에서 셀 수 없이 많은 강연을 했다.

그의 경력에서 첫 번째 획기적인 사건은, 1983년 시드니에 알렉산더 테크닉 교사를 육성하는 학교를 설립하는 데 중대한 역할을 한 것이었다. 그 후 1987년에는 멜버른에 다른 학교를 세웠다. 그리고 호주에서 처음으로 알렉산더 교사들을 모아 '호주 알렉산더 테크닉 교사회'(AUSTAT)를 설립하여, 알렉산더의 모국에 이 직업을 위한 발판을 마련했다.

제레미는 지금도 발간되는 〈디렉션(direction)〉이라는 알렉산더 테크닉 국제 정기간행물을 창간해 1985년부터 2001년까지 편집하고 발행했다. 1999년, 결혼과 함께 일본에 정착해 두 딸을 키웠다. 2005년에는 바디챈스(BodyChance)라는 회사를 세웠으며, 이 회사는 도쿄와 오사카에 스튜디오를 두고, 현재 세계에서 가장 큰 알렉산더 테크닉 교사 교육 학교를 운영하고 있다. 제레미는 일본의 신세대 교사들을 직접 관리하며, 바디챈스(BodyChance)는 알렉산더계에서 유례 없는 번영과 성장을 이어 오고 있다.

제레미는 현재 두 딸이 살고 있는 호주와 바디챈스를 운영하는 일본을 오가며 살고 있다.

감수자의 말

김경희
스쿨 오브 알렉산더 테크닉, ATIS(알렉산더 테크닉 국제교사과정)

알렉산더 테크닉의 창시자 F. M. 알렉산더는 그의 저서에서, 이 테크닉을 혼자서 책만 보고 배울 수는 없다고 불평하는 독자들에게, 자동차 운전, 골프, 스키뿐 아니라 지리학, 역사, 연산 같은 과목도 교재가 분명히 있지만 제대로 배우려면 교사의 도움이 필요하지 않으냐고 항변한다.

알렉산더 테크닉이 이해하기 어렵고 적용하기도 어렵다는 반응은 예나 지금이나 변함이 없는 듯하다. 책을 보고 따라 하는 것이 어려워서 교사를 찾아 레슨을 받아 보지만, 여전히 의문을 가득 안은 채 집으로 돌아가는 일도 드물지 않다. 학생들은 자신의 경험이 어떻게 일어났으며 알렉산더 테크닉을 혼자서는 어떻게 적용할 수 있을지, 그리고 다른 사람에게 이것을 어떻게 설명해야 할지 상세히 알기를 원한다. 이 책은 그런 사람들을 위한 책이다.

저자인 제레미 챈스는 알렉산더 테크닉에서 설명하기 어려웠던 부분들을 우리의 지성으로 이해할 수 있는 곳까지 데리고 온다. 몸에서, 마음에서 일어나는 미세한 일들을 언어로 표현하고 논리적으로 설명하려는 과감한 시도를 한다. 설명되기 어려운 것들을 설명하는 과정에서 일어날 수 있는 오류의 위험을 감수한다면, 이 책은 알렉산더 테크닉이 모호하고 어렵게 느껴지던 분들에게 머릿속이 시원해지는 경험을 선사할 것이다.

제레미 챈스를 처음 만난 것은 몇 년 전 일본에서 열린 컨퍼런스에서였다. 그가 말을 시작하면 소란스러웠던 좌중이 고요히 귀를 기울였다. 키가 매우 크고 어디에 있어도 시선을 잡아끄는 그런 분이었다. 따로 이야기를 나눌 기회가 있었는데, 자신의 일본 내 활동에 관해 이야기할 때는 다소 진취적이고 공격적인 사업가의 면모를 보이다가도, 스승이었던 마저리 바스토우 선생님과 함께했던 일화를 회상할 때는 눈물을 글썽이는 모습이 강렬한 인상으로 남아 있다.

그날 받은 인상의 다양한 측면은 이 책에 숨은 그림처럼 들어가 있다. 이성과 감성, 외부로 뻗어 나가는 진취성과 내면을 탐색하고 생각의 부유물을 가라앉히고자 하는 내적 열망. 이러한 자기 작업의 결과물, 그리고 학생들을 가르치면서 얻은 깨달음이 이 책에 녹아 있다.

저자는 알렉산더 테크닉의 원리에 대한 과학적이고 논리적인 설명을 시도하는데, 이는 상당히 실험적이다. 반면, 학생들의 내적 경험에 대해서는 '마음챙김(mindfulness)'에 가깝다. 여기서는 '자아'나 '존재'라는 단어가 아무렇지 않게 등장한다. 효과적인 '자세 교정법'을 알고 싶어 이 책을 펼친다면, 그래서 내심 놀랄 수도 있을 것이다. 하지만 그 어떤 책보다 알찬 내용으로 알렉산더 테크닉의 다양한 측면을 볼 수 있다.

이 책을 감수하면서 우리말로 바꾸기 어려운 부분을 만나면, 저자가 경험한 것은 무엇일까, 이 부분에서 뭘 전하고 싶을까, 알렉산더 테크닉은 정말 무엇일까…… 자판에서 손을 떼고 곰곰이 생각해 보곤 했다. 빨리 끝마치고 싶은 조급함과 여기 있는 이 말들을 충분히 이해하고 싶다는 욕구들 속에서 알렉산더 테크닉의 '자제'를 연습했다. 시간이 충분히 주어질 때면 담담하게 그 문장의 의미를 곱씹어 보았다. 힘들었지만 나에게는 값진 경험이었다. 알렉산더 테크닉을 만난 지 15년, 교사 과정을 시작한 지 10년. 내 경험과 배운 것들의 정리를 이렇게 이 책과 함께할 수 있어 감사하다.

15년 전 우연히 도서관 책장에서 국내에 처음 출간된 알렉산더 테크닉 책을 만나 이 공부를 시작했다. 그때 책을 읽고 '아! 난 다 알았어.' '알렉산더 테크닉은 이런 거야.'라고 결론을 낼 수 있었더라면 이 멋진 몸과 마음의 세계로 발을 내딛지 못했을 것이다. 하지만 다행히 그 책은 전혀 이해할 수 없었고, 몸으로의 직접 경험이 필요하다는 생각만 줄 뿐이었다. 그래서 선생님을 찾았고, 몸과 마음을 하나로 하는 알렉산더 테크닉과 소마틱스를 만나게 되었다. 지금의 삶은 그 책과의 만남이 준 기적이다. 이 책도 누군가에게 그런 기적을 선사해 주면 좋겠다.

감수자의 말

김성은
(사) 알렉산더 테크닉 코리아

톨스토이의 소설 〈사람은 무엇으로 사는가〉에는 천사 미하일의 이야기가 나온다. 인간세계에 내려와 '사람은 무엇으로 사는가?'라는 질문에 대한 답을 깨닫게 되는 과정에서, 사람에게 주어지지 않은 것은 자신에게 무엇이 필요한지를 아는 능력이라는 것을 알게 된다. 비록 인간은 당장 내일을 볼 수 없어 나에게 진정 필요한 것을 알 수는 없지만, 120여 년 전 F. M. 알렉산더는 인간이 살아가는 데 유용한 삶의 기술을 발견했다. 그리고 전 세계에 그 삶의 기술을 가르치는 알렉산더 교사들이 있다. 이 책의 저자인 제레미 챈스가 오랜 기간 현장에서 활동한 알렉산더 교사의 관점에서 저술한 《알렉산더 테크닉의 원리》라는 이 책은 삶의 기술인 알렉산더 테크닉을 이해하는 데 실질적인 도움을 줄 것이다.

14년 전 미국 보스턴에서 알렉산더 테크닉 교사 과정 중에 있을 때 나의 스승이신 타미 탐슨 선생님이 하신 말씀이 생각난다. 3년 교사 과정을 마치면 인생이 바뀔 수 있다고 말이다. 알렉산더 교사인 나 역시 알렉산더 테크닉을 알기 전과 후의 인생을 분명히 구별할 수 있다.

몸의 변화뿐만 아니라 삶을 대하는 태도가 편안해지고 분명해졌다. 그리고 어릴 때부터 품고 있던 자유로움에 대한 질문에 내 나름의 답을 찾기도 했다. 지금은 알렉산더 교사로서 많은 학생을 만나 레슨을 하고 교사 과정을 운영하면서 몸의 사용 변화와 함께 생각의 변화에 동참하는 일은 보람되고 즐겁다. 자신의 습관적인 패턴을 알고 개선하고자 하는 사람들에게 알렉산더 테크닉은 놀랍고 재미있는 작업이 될 수 있을 것이다.

인간을 행복(well-being)하게 하는 데 도움이 되는 수많은 기법이 있지만, 알렉산더 테크닉처럼 몸과 마음의 메커니즘을 함께 다루는 작업은 많지 않다. 이 책의 저자가 20세기는 물질의 본질을 발견하는 데 집중하는 시대였고 21세기는 인간 의식의 본질을 발견하는 데 집중하는 시대가 될 것이라고 예견했듯이, 인간의 의식과 몸의 사용 관계를 다루는 알렉산더 테크닉은 21세기 인류에게 꼭 필요한 건강 기법이 되리라고 본다. 알렉산더 테크닉을 가르치는 교사들뿐만 아니라 기본적 원리를 쉽게 이해하고, 간접 경험을 해 보고 싶은 많은 이들에게 이 책은 좋은 지침서가 될 것이다.

옮긴이 이문영

이화여대 영문학과를 졸업한 후 한국 IBM에서 근무했다. 캐나다 밴쿠버 커뮤니티 칼리지(VCC)에서 국제영어교사 자격증(TESOL Diploma)을 취득한 후, 외국어 학원과 한국 무역 협회 등에서 영어 강사로 활동했으며 한국외국어대학교 실용영어과 겸임교수를 역임했다. 현재 건강서를 비롯한 다양한 장르의 전문 번역가로 활동하며 한겨레 교육문화센터에서 번역 강의를 하고 있다. 옮긴 책으로는 《알렉산더 테크닉, 내 몸의 사용법》《힐링 코드》《그레인 브레인》《지방을 태우는 몸》《독소를 비우는 몸》《케토 다이어트》《당뇨코드》《어떤 몸으로 나이들 것인가》《생각을 걸러내면 행복만 남는다》 등이 있다.

알렉산더 테크닉의 원리

초판 1쇄 발행일 2020년 11월 30일

지은이 제레미 챈스
옮긴이 이문영, 김윤
감수자 김경희, 김성은

펴낸이 김윤
펴낸곳 침묵의 향기
출판등록 2000년 8월 30일, 제1-2836호
주소 10401 경기도 고양시 일산동구 무궁화로 8-28,
삼성메르헨하우스 913호
전화 031) 905-9425
팩스 031) 629-5429
전자우편 chimmukbooks@naver.com
블로그 http://blog.naver.com/chimmukbooks

ISBN 978-89-89590-87-3 03510

* 책값은 뒤표지에 있습니다.

옮긴이 김윤

서울대학교 경영학과를 졸업했다. 지금은 자유롭고 평화로운 삶으로 안내하는 글들을 우리말로 옮기고 소개하는 일을 하고 있다. 그동안 번역한 책으로는 《네 가지 질문》《기쁨의 천 가지 이름》《가장 깊은 받아들임》《아잔 차 스님의 오두막》《지금 여기에 현존하라》 등이 있고, 공역한 책으로는 《요가 수업》《아쉬탕가 요가의 힘》 등이 있다.

감수자 김경희

도서관에서 우연히 알렉산더 테크닉 책을 발견해, 우리나라에 처음 알렉산더 테크닉을 소개한 백희숙 선생님께 2005년부터 수업을 받기 시작했다. 다양한 삶의 변화를 경험했고, 국내에 교사 과정이 열리자 첫해 입학해 3년 1,600시간을 마쳤다. 졸업 후 2014년 AT 포스처 앤 무브먼트 연구소를 공동 설립해 일반인과 연주자, 연기자 등을 대상으로 수업을 진행해 왔고, 2016년부터 알렉산더 테크닉 국제교사과정(ATIS)을, 2018년부터는 서울 강남에 스쿨 오브 알렉산더 테크닉(School of Alexander Technique)을 설립, 운영해 오고 있다. 현재 ATI 공인 티칭 멤버이며 바마움 창립 멤버이다. 삼성 최고과정 명상 코칭, KIST 명상과학연구소 프로그램 개발에 참여하고 있으며, 러쉬 스파에서도 정기교육을 진행하고 있다.

감수자 김성은

2007년 미국 보스턴에서 현재 활동하고 있는 최고의 알렉산더 테크닉 교사 중 한 분인 Tommy Thompson에게 직접 교사 과정을 이수한, 알렉산더 테크닉 인터내셔널(ATI) 소속의 교사이며, 한국에서 유일하게 ATI 교사 자격을 평가할 수 있는 스폰서 교사 자격을 보유하고 있다. 현재 알렉산더 테크닉 교사를 양성하는 교사 과정인 알렉산더 테크닉 코리아 학교(ATK)의 디렉터이고, 명지대학교 외래교수로서 활발히 교육 활동을 하고 있다. 또한 국내에서 알렉산더 테크닉을 체계적이고 널리 알리고자 사단법인 알렉산더 테크닉 코리아를 설립하였고, 국제적으로 명성 있는 여러 교사와 교류하면서 한국의 알렉산더 테크닉을 알리는 데도 기여하고 있다.